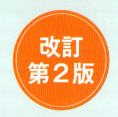

児頭下降度の評価と
吸引・鉗子遂娩術

編集
竹田　省
順天堂大学医学部産婦人科学講座名誉教授, 客員教授
恩賜財団母子愛育会愛育研究所所長

MEDICAL VIEW

本書では，厳密な指示・副作用・投薬スケジュール等について記載されていますが，これらは変更される可能性があります。本書で言及されている薬品については，製品に添付されている製造者による情報を十分にご参照ください。

New assessment of fetal descend and assisted vaginal delivery, 2nd edition
(ISBN978-4-7583-2354-3 C3047)

Editor : TAKEDA Satoru

2015.4.1　1st ed
2025.4.1　2nd ed

©MEDICAL VIEW, 2025
Printed and Bound in Japan

Medical View Co., Ltd.
2-30　Ichigayahommuracho, Shinjukuku, Tokyo, 162-0845, Japan
E-mail　ed@medicalview.co.jp

序　文

　2015年4月に『児頭下降度の評価と鉗子遂娩術』と題する初版本を出版した。その当時，産科医療補償制度の脳性麻痺原因分析委員会で，吸引分娩による脳性麻痺症例が多く，急速遂娩術の要約を遵守し，安全に施行することが急務と考え，児頭下降度を厳格に評価して施行する鉗子遂娩術を紹介することにした。研修した東京大学医学部産科婦人科学講座で，多くの指導者から一貫した鉗子遂娩術の教育を受け，実践してきた。吸引分娩は今まで鉗子を置いていない病院で数例しか行ったことはないが，なかなか牽引できずイライラした思い出しかない。

　英国にはROBuST（RCOG Operative Birth Simulation Training）という産科技術研修プログラムがあり，吸引分娩や帝王切開術だけでなくネーゲリ鉗子などのnon-rotational forcepsやキーラン鉗子のような回旋鉗子を用いた手技も産婦人科専門医取得には習得すべき必須の技術となっている。このため，鉗子分娩は吸引分娩より多く行われており，英国やアイルランドだけでなく英連邦国においても鉗子遂娩術は継承されている。鉗子の特性を知り，鉗子適位を遵守すれば安全に施行でき，かつ即座に確実に児を娩出できるし，無用な帝王切開術の減少にもつながると考えている。

　日本でも麻酔科医による脊髄幹麻酔を用いた"まったく痛みのない"無痛分娩が普及するに伴い，特有の合併症もみられるようになっている。微弱陣痛，分娩遷延・停止，回旋異常などであり，その管理法を熟知する必要がある。回旋異常のなかでも厄介な低在横定位は骨盤底筋群の弛緩により，児頭が横位のまま低在まで下降することにより起こると考えられる。特に前頭頂骨不正軸侵入を伴うものでは吸引分娩でも児頭回旋が困難で，児娩出に難渋し軟産道裂傷の頻度も高くなる。一方，キーラン鉗子を用いると児頭回旋も児娩出も容易である。

　改訂にあたり，無痛分娩の問題点，管理法や児頭用手回旋法も新たに追加した。90％以上の妊婦が無痛分娩を希望する順天堂医院では，低在横定位や斜位に対応すべくキーラン鉗子手技も英国のように産科研修のなかに取り入れている。

　日本では，器械分娩技術の教育は個々の研修病院で行ってきたため，吸引分娩に偏ってしまった。英国のROBuSTのような標準化した技術研修トレーニングシステムを学会主導で確立し，実施することが今後の課題である。それにより産科技術の継承と同時に産婦人科医療のレベルアップにつながると思われる。

　今回，初版本を改訂し，吸引分娩や無痛分娩時の問題も取り上げアップデートした。本書が器械分娩の技術トレーニング教本として，また日々の臨床研修，実践に役立つことを願っている。参考にしていただき，ご批判を仰ぎたい。

2025年3月吉日

竹田　省

初版刊行にあたって：序　文

　鉗子・吸引分娩は分娩全体の5～15%を占め，分娩第2期の母児の危機回避を目的に行われており，産科医にとっては必須の習得すべき手技である。現在，吸引分娩が主流となっている一方で，吸引分娩の裁判事例は後を絶たず，産科医療補償制度原因分析委員会の報告でも鉗子遂娩術より吸引分娩による事例のほうが圧倒的に多い。考えられる理由として，児の状態が悪いにもかかわらず，吸引牽引を何回も行い，娩出に時間がかかり，さらに状態悪化をきたすこと，牽引力が弱いためクリステレル胎児圧出法を何回か併用するためさらに児の状態を悪化させる，結局娩出させられず，帝王切開になり，さらに娩出まで時間がかかる，などがある。また，鉗子分娩と異なり，比較的高い位置から試験的に牽引してみる事例もあり，下降してくればさらに牽引する，下降しなければ帝王切開を行う，という考えもみられる。鉗子分娩には分娩可能かどうか試しに牽引してみるというトライアル的概念はなく，鉗子適位にならない限りは施行できない。このため，正確な児頭下降の評価を行い，鉗子適位にならなければ，帝王切開術を施行するほかに手段はない。

　東京大学産科婦人科学教室は，一貫して鉗子遂娩術を教育することを伝統としてきた。著者らは故坂元正一教授のもと鉗子遂娩術の指導を受け，その技術を後輩に伝えてきたが，最も重要視してきた点は，鉗子技術そのものよりも内診が正確にとれ，児頭の最大周囲径の位置を正確に推定できること，かつその所見を説明でき，症例検討会などで症例を共有できることである。このため，より客観的実践的な内診所見が得られるように，児頭の下降度評価として従来のDeLeeのstationの概念ではなく，骨盤誘導軸に沿った概念を重視し，一部の指導医はこれに基づいて指導していたが，その概念をはっきり論文や総説で解説したものはなかった。

　筆者は，埼玉医科大学総合医療センターへの異動を契機にt-stationという概念にまとめ，使用してきた。数年前に，一緒に研修した故上妻志郎教授と東京大学産科婦人科学教室の児頭下降度の評価と鉗子遂娩術の良き伝統的教育法の解説書をつくろうと相談していたが，彼の体調不良によって実現しなかった。

　今回，上妻君との約束をバネに本書を企画・編集した。新しい内診技法は，埼玉で確立したもので，東京大学産科婦人科学教室の概念とは異なるかもしれず，また，鉗子技術も各著者により多少アレンジされていることをご了解いただき，本書を役立ててもらいたい。吸引分娩を行っている先生方にも参考になるものと確信している。参考にしていただき，ご批判を仰ぎたい。

　最後に本書を故上妻志郎君に捧げ，ご冥福を祈りたい。

2015年2月吉日

竹田　省

Contents

1章 産科鉗子の歴史 ——————————————— 藤井知行　12
産科鉗子の発明 ………………………………………………… 12
わが国独自の急速遂娩器具（和製産科鉗子）………………… 14
わが国への西洋産科鉗子の紹介 ……………………………… 16
わが国への産科鉗子の伝来 …………………………………… 18

2章 産科鉗子の種類と構造
東大式ネーゲリ鉗子, 東大式キーラン鉗子 ——— 藤井知行　20
鉗子の種類 ……………………………………………………… 20
鉗子の構造 ……………………………………………………… 24
東大式ネーゲリ鉗子 …………………………………………… 25
東大式キーラン鉗子 …………………………………………… 26

3章 児頭下降度の評価と内診法 ——————————— 竹田　省　27
吸引・鉗子分娩の適位 ………………………………………… 27
児頭最大周囲径 ………………………………………………… 28
胎児位置と先進部の表記法（東大式表記法）………………… 34
Station（DeLee）……………………………………………… 37
骨盤誘導軸に基づいた trapezoidal station（t-station）…… 39
日本産科婦人科学会の骨盤区分と総合的児頭下降度の評価法 …… 46
ACOG との鉗子表記法の差異 ………………………………… 50
内診 ……………………………………………………………… 51

経会陰超音波を用いた分娩進行評価 ——————— 永松　健　56
経会陰超音波の意義 …………………………………………… 56
分娩停止の判断と分娩様式の決定 …………………………… 60
急速遂娩実施可能性の判断 …………………………………… 63

4章 急速遂娩術 ————————————————————— 関　博之　66
急速遂娩術（吸引・鉗子遂娩術と帝王切開術）とは ………… 66
鉗子分娩と吸引分娩の差異 …………………………………… 66
急速遂娩の問題点—産科医療補償制度の視点から— ………… 69
吸引・鉗子分娩の不成功例の帝王切開への移行 …………… 71

5章 陰部神経麻酔 —————————— 竹田 省 73

器械分娩の麻酔 ……………………………………………… 73

陰部神経麻酔 ………………………………………………… 73

肛門括約筋損傷 ……………………………………………… 75

6章 鉗子分娩の特性・特徴 —————————— 関 博之 77

鉗子の力学 …………………………………………………… 77

鉗子分娩の適応と要約 ……………………………………… 78

鉗子分娩の準備 ……………………………………………… 80

中在鉗子の確実性 …………………………………………… 82

分娩の見通し ………………………………………………… 83

7章 ネーゲリ鉗子の手技 (正常回旋, 縦径児頭) 前方後頭位 —————————— 関 博之, 牧野真太郎 86

鉗子の構造と名称 …………………………………………… 86

鉗子手術を行う前に ―内診の重要性― …………………… 86

鉗子手技の実際 ……………………………………………… 89

8章 ネーゲリ鉗子の手技 (特殊な状況) 高中在鉗子・前方前頭位・斜径・後続児頭鉗子

—————————— 竹田 純, 竹田 省 99

高中在鉗子 (station＋2の鉗子) …………………………… 99

前方前頭位と後方後頭位の鉗子 …………………………… 100

斜径 …………………………………………………………… 103

後続児頭鉗子 ………………………………………………… 106

9章 キーラン回旋鉗子手技 —————————— 竹田 純 109

骨盤装着と児頭装着 ………………………………………… 109

キーラン鉗子の特徴 ………………………………………… 109

鉗子挿入に先立って ………………………………………… 115

実際の手順 …………………………………………………… 117

10章 児頭用手回旋 ———————————————— 竹田 純 124

正常の児頭の回旋 ……………………………………… 124
回旋異常とは ……………………………………………… 125
回旋異常に気付くきっかけ …………………………… 127
用手回旋の適応 ………………………………………… 128
児頭用手回旋の実際 …………………………………… 128

11章 無痛分娩と器械分娩 ——————————— 竹田 純, 竹田 省 134

無痛分娩のニーズとその診療体制 …………………… 134
無痛分娩の特徴と合併症 ……………………………… 134
無痛分娩の管理 ………………………………………… 140
無痛分娩での鉗子分娩の要点 ………………………… 148

12章 吸引分娩 ————————————————————— 鈴木俊治 150

吸引娩出術の歴史 ……………………………………… 150
吸引娩出術の適応と高さ（要約）…………………… 152
子宮底圧迫法（クリステレル胎児圧出法）………… 153
吸引分娩と鉗子分娩の比較に関する報告 …………… 155
吸引娩出術の手技 ……………………………………… 155
吸引娩出術不成功時の対応 …………………………… 164

13章 器械分娩の合併症・問題点 ——————————— 竹田 省 167

合併症 …………………………………………………… 167
軟産道裂傷 ……………………………………………… 168
分娩時出血増加 ………………………………………… 169
子宮底圧迫法（クリステレル胎児圧出法）………… 170
児の合併症 ……………………………………………… 172

14章 困難例と対処法：鉗子分娩 ——————————— 竹田 省 173

不成功例（failed forceps）…………………………… 173
挿入困難例 ……………………………………………… 174
キーラン鉗子の挿入困難 ……………………………… 175
牽引困難・滑脱例 ……………………………………… 176

15章 困難例と対処法：吸引分娩 ——————— 鈴木俊治 178

不成功例：撤退するタイミング ………………………………………… 178

16章 技術指導・教育法 ————— 竹田　省，板倉敦夫，鈴木俊治 182

海外での鉗子使用率と技術の伝承 ……………………………… 182

鉗子技術の指導のポイント ……………………………… 185

鉗子分娩技術のトレーニング ……………………………… 187

吸引分娩技術のトレーニング ……………………………… 189

索引 ………………………………………………………………… 191

執筆者一覧

編集

竹田　省　　順天堂大学医学部産婦人科学講座名誉教授，客員教授
　　　　　　恩賜財団母子愛育会愛育研究所所長

執筆者

藤井知行　　医療法人財団順和会山王病院病院長
　　　　　　国際医療福祉大学大学院・医学部産婦人科学教授

竹田　省　　順天堂大学医学部産婦人科学講座名誉教授，客員教授
　　　　　　恩賜財団母子愛育会愛育研究所所長

永松　健　　国際医療福祉大学医学部産婦人科学教授（代表）

関　博之　　埼玉医科大学医学部産婦人科客員教授

竹田　純　　順天堂大学医学部産婦人科学講座産婦人科准教授

牧野真太郎　順天堂大学医学部附属浦安病院産婦人科教授

鈴木俊治　　日本医科大学大学院女性生殖発達病態学（産婦人科学）分野教授

板倉敦夫　　順天堂大学医学部産婦人科学講座教授

オンラインでの動画視聴方法

本書の内容に関連した動画をメジカルビュー社のホームページでストリーミング配信しております。下記の手順でご利用ください（下記はPCで表示した場合の画面です。スマートフォンで見た場合の画面とは異なります）。

※動画配信は本書刊行から一定気管経過後に終了いたしますので，あらかじめご了承ください。

❶ 下記URLにアクセスします。
https://www.medicalview.co.jp/movies/

スマートフォンやタブレット端末では，QRコードから❸のパスワード入力画面にアクセス可能です。その際はQRコードリーダーのブラウザではなく，SafariやChrome，標準ブラウザでご覧ください。

❷ 表示されたページの本書のタイトルそばにある「動画視聴ページ」ボタンをクリックします。

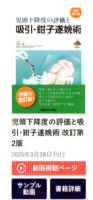

❸ パスワード入力画面が表示されますので，利用規約に同意していただき，下記のパスワードを半角で入力します。

63022849

❹ 本書の動画資料ページが表示されますので，視聴したい動画のサムネイルをクリックすると動画が再生されます。

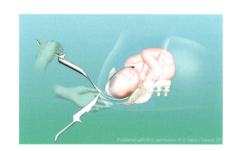

動作環境

※動画視聴の際にはインターネットへの接続が必要となります。下記は2023年1月時点での動作環境で，予告なく変更となる場合がございます。
※パソコンの場合は2.0Mbps以上の，タブレットの場合はWiFiやLTE等の高速で安定したインターネット接続をご使用ください。
※通信料はお客様のご負担となります。

- **Windows**
  OS：Windows 11／10／8.1（JavaScriptが動作すること）
  ブラウザ：Edge・Chrome・Firefox最新バージョン

- **Macintosh**
  OS：12〜11（JavaScriptが動作すること）
  ブラウザ：Safari・Chrome・Firefox最新バージョン

- **スマートフォン，タブレット端末**
  2023年1月時点で最新のiOS端末では動作確認済みです。Android端末の場合，端末の種類やブラウザアプリによっては正常に視聴できない場合があります。

動画 Contents

1. 前方後頭位と前方前頭位 ⋯⋯⋯⋯⋯⋯⋯⋯⋯⋯⋯⋯⋯⋯⋯⋯ 0:21

2. 前方後頭位と前方前頭位の最大周囲径面の大きさの違い ⋯⋯ 0:09

3. 触診による station 評価 ⋯⋯⋯⋯⋯⋯⋯⋯⋯⋯⋯⋯⋯⋯⋯⋯ 0:32

4. t-station ⋯⋯⋯⋯⋯⋯⋯⋯⋯⋯⋯⋯⋯⋯⋯⋯⋯⋯⋯⋯⋯⋯ 0:27

5. 鉗子分娩：ネーゲリ鉗子（正面）⋯⋯⋯⋯⋯⋯⋯⋯⋯⋯⋯ 1:20

6. 鉗子分娩：ネーゲリ鉗子（側面）⋯⋯⋯⋯⋯⋯⋯⋯⋯⋯⋯ 1:45

7. 後続児頭鉗子 ⋯⋯⋯⋯⋯⋯⋯⋯⋯⋯⋯⋯⋯⋯⋯⋯⋯⋯⋯⋯ 0:51

8. 鉗子分娩：キーラン鉗子（正面）⋯⋯⋯⋯⋯⋯⋯⋯⋯⋯⋯ 1:32

9. 鉗子分娩：キーラン鉗子（側面）⋯⋯⋯⋯⋯⋯⋯⋯⋯⋯⋯ 1:19

1章

産科鉗子の歴史

藤井知行

産科鉗子の発明

　西洋医療器具文化史[1]によると，産科鉗子は西暦1000年ころ，アラブ人により助産の目的で発明されたが，その知識は一度失われていた。ヨーロッパにおいては，17世紀，イギリスの開業医家系のチェンバレン家で，産科鉗子が発明されていたが，先祖伝来の秘宝として長年隠し続けられていた。3代目のピーター・チェンバレンはイギリス王室の出生にも立ち会うほどであったが，当時から「鉄製の器具を使っている」という噂が立っていた。また，彼の息子のヒュー・チェンバレンは，1670年パリで，チェンバレン家の秘宝を10,000クラウン（1クラウン＝5シリング）で売ろうとしたが断られたという。彼は1699年に英国を去ってアムステルダムに行き，そこでチェンバレン家の秘宝を売ったといわれており，その秘密は徐々に漏れていった。

　こうした噂をもとに，ベルギーのジョン・パルフィンは彼自身の独創的な鉗子を作っている。秘宝が完全に発見されたのは，1683年に死んだピーター・チェンバレンの最後の家の床下から，1813年に貴重品箱が発見されたときであり，その中から鉗子，縛り帯などからなる産科器具3セットと4本目の鉗子が発見された（図1）。

　産科鉗子は，その後，多くの産科医たちにより改良が加えられていったが，そのなかで特に有名なのは，英国産科学の父として知られているウイリアム・スメリーである。後述の日本の書物で紹介された産科鉗子は，スメリーの鉗子（図2）と考えられている。スメリーは骨盤の曲線に沿うようないろいろな鉗子を考案し，それらをより短く，軽くする工夫をした。また，鉗子をロックする仕組みを工夫し，外国では「イングリッシュロック」，英国では「スメリーのロック」とよばれていた。

　彼はさまざまな実験の結果，2タイプの鉗子を作った。1つは短く正常産用で，ほかは長く骨盤位用で後続児頭のためのものであった。ただ，スメリーの鉗子使用法は非常に込み入っていて熟練を要し，彼の名前はその鉗子に常について回っていたが，彼は，その鉗子は必要なとき以外は絶対に使ってはいけないと強調していたという。

　当時のお産では，母親の肩の部分から下にシートが掛けられ，その裾が医者の

首に巻かれていたので，医者は母親の頭部しかみることができなかったが，鉗子を使う場合も同様であり，患者の正確な状態がわからないまま使用されていた。そのシートの医者の胸の部分を切断し，医者が自分で何をしているかみることができるようになったのは1840年になってからであった。鉗子を発明したのはチェンバレン家だったが，その鉗子を改良し，その使用法を教え，英国が助産術でヨーロッパをリードするのに貢献したのはスメリーであった[1]。

図1 ピーター・チェンバレン最後の家の床下から発見された産科器具セット[1]

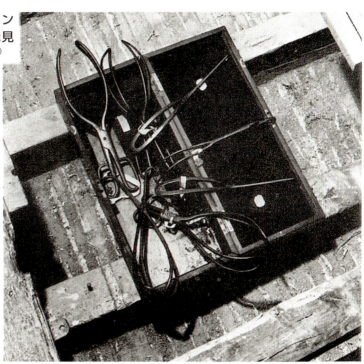

（西洋醫療器具文化史1）p.130（助産術における画期的なでき事。W.Radcliffe著，1967年より引用）

図2 スメリーの彎曲した鉗子[2]

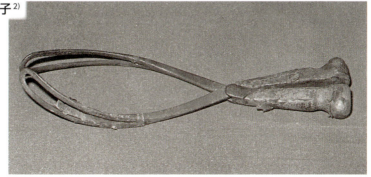

（西洋醫療器具文化史1）p.135（助産術における画期的なでき事。W.Radcliffe著，1967年より引用）

わが国独自の急速遂娩器具（和製産科鉗子）

　近代前，児が娩出されない難産は，母児双方にとってきわめて危険な産科異常であった。西洋の産科鉗子はそうした緊急事態を救うきわめて重要な器具であるが，それがなくてもわが国の産科医たちは独自の急速遂娩器具を開発していた。上総の医師，立野竜貞は1819年『産科新論』を刊行し，そのなかで包頭器（推送器・受袋器）という生きたまま児を娩出する器具を考案した（図3a, b）[2]。

　記載されている説明では，この推送器の先の穴に受袋器というクジラの鬚歯で作った円紐を通し，腟の中へ入れるときは器具をすぼめて，児の額から少しずつ送り込むようにする。児の頷（あご）に引っかかったら推送器を広げて受袋器の紐を引く。児の頷にしっかりかかっていることを確かめたら推送器を取り，受袋器と紐で児頭を包んで引き出すというものであった。

　このように当時の産科医たちは，母児双方を救おうと執念を燃やし，ついにわ

図3 包頭器と使用法

a：推送器・受袋器の図

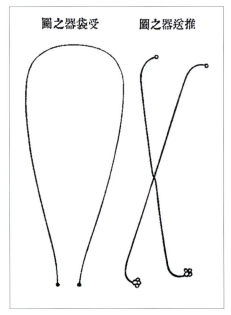

（日本産科叢書, p.862-863より引用）

b：受袋器に袋を付け，それを使用する図

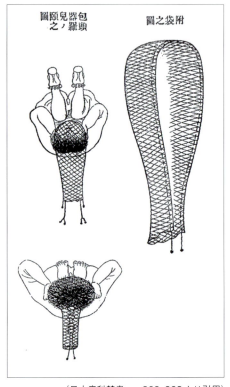

（日本産科叢書, p.862-863より引用）

が国独自の産科鉗子ともいうべき探頷器を発明した。水原三折は近江の産科医師であるが，1834年に『産科探頷図訣』を著し，これを含めて1849年に『醇生庵産育全書』を著した。このなかで探頷器と探頷術について詳細に説明している[3]。

探頷術には，3つの器具を用いる。まず第1にクジラの鬚歯で作った探頷器，第2が先に探頷器を通す小孔が2つある睡龍器，第3が約10cmの長さで，探頷器を結んで児を牽引する奪珠器である（図4）。このような名を器具に付けた理由として彼は，「子供は宝であり，難産の際にその子を助けて娩出させることは，深い淵で眠っている龍の頷の下の宝珠を取ってくるのと同じように難しいことである」と書いている。

探頷器は鬚歯製であり，温めると柔らかくなる。そこで使用する際にはお湯でまず探頷器を温めて柔らかくし，輪にしてそれを児頭の左右から少しずつ腟内に挿入し（図5a），児の頷の下に探頷器の輪を通す（図5b）。次に睡龍器先端の小孔に探頷器の先端を通して睡龍器を腟内に進め（図5c），同時に探頷器を手前に引くことにより，輪がすぼまってしっかりと児の頷が探頷器で固定される（図5d）。それを確認したら児頭を少し押し上げるようにしながら睡龍器を外し，奪珠器に探頷器先端を結んで，陰部後方に向けて牽引する（図5e）。児頭が半ば脱出し，肛門が開いてきたら，肛門を押さえながら今度は陰部前方に牽引し（図5f），児頭を娩出させるよう指示している（図5g）。説明では，「このとき決して後方に引き続けてはいけない。そうすると会陰が裂けて後々問題になる。あるいは児頭娩出後，肩が出なかったら，児の右あるいは左の一方に児頭を押して肩を出せ」とも書かれている。

図4 探頷器

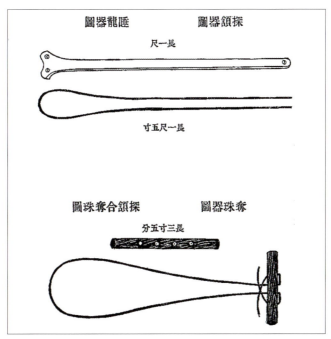

（日本産科叢書，p.617より引用）

当時の助産術のレベルが現在と大差なかったとわかる記載である。また同書には，探頷器が回旋異常や骨盤位，横位にも使用できるとして使い方が説明されている。探頷器はクジラの鬚歯製で柔らかく，金属製の西洋産科鉗子と異なって児頭や母体を傷つけにくいという利点があった。

わが国への西洋産科鉗子の紹介

　わが国に産科鉗子が紹介されたのは，江戸時代後期である。1772年，豊前中津藩医であった山辺篤雅（文伯）は『産育編』を著した。その巻末に，英国で難産の際に用いる医療器具として4種を図示し，そのうちの2つの図が産科鉗子であった（図6）[4]。1つは双鈎鉗子，1つは単鈎鉗子である。双鈎鉗子はスメリーの鉗子と思われるが，説明として「死児の頭が滞って出ないときに，まず左辺に一鉸を送り，次いで右辺にも一鉸を送って，両鉸で児の頭を挟んで出す」と難産を救うものとして記載されている。

　1793年，相模の医師であった片倉鶴陵（元周）は『産科發蒙』を著し，そのなかでイギリスの産科書の図として，産科鉗子使用図の2つを図示した（図7）[5]。

図5 探頷術の説明図

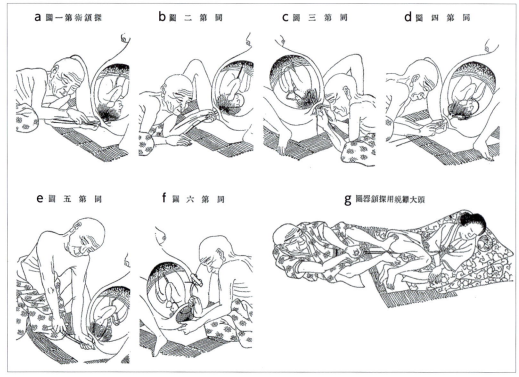

（日本産科叢書，p.626-627より引用）

その説明として,「文字が異なるので読めないが,難産で児が生まれないときに,この器械で必ず分娩させている。作り方はわからないが,死中に活を求める一奇器である。智巧の士はこれに倣って製造し,事に臨んでこれを施せば,回生の一助というべきである」と記している。

図6 難産の際に英国で使用されている医療器具として紹介された産科鉗子の図

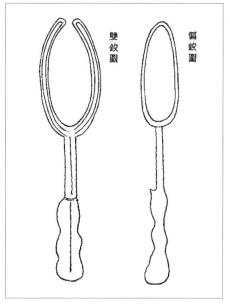

(日本産科叢書, p.347 より引用)

図7 産科鉗子使用法が紹介された図

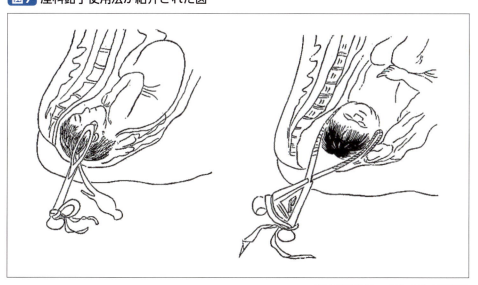

(日本産科叢書, p.422-423 より引用)

これらが，わが国に産科鉗子を紹介した最初の書物であり，前述の探頷器が発明される前に西洋の産科鉗子が紹介されていたことがわかる。なぜ，わが国でそれを真似て西洋鉗子が作られなかったかは不明であるが，金属製の鉗子は特に技術が未熟だと母児を傷つける可能性があり，当時の産科医たちが使いたがらなかったのではないかと考えられる。

わが国への産科鉗子の伝来

　わが国に金属製の産科鉗子を持ち込んだのはシーボルトである。『シーボルト先生―其生涯及功業』によれば，1823年の渡来時に産科鉗子を携帯し[6]，長崎において産科診療に用いた[7]とある。ただし，産科鉗子を彼が持ってきたのは，1823年ではなく1859年の第2回渡来時であったということが最近わかってきた[8]。シーボルトの娘の楠本いねが産科医であったことから，この産科鉗子は彼女に引き継がれ，以後，いねの娘の多嘉子，その夫の山脇長崎病院副院長，吉田健康長崎病院院長，久布白兼徳と渡り[6]，現在は長崎歴史文化博物館に2本収蔵されている(図8)。

　当時の西洋人とわが国の女性の体格差は歴然としていたと考えられ，シーボルトが持参した鉗子をそのまま使用することは難しかったと考えられるが，明治時代になって西洋医学がわが国に導入されるのに伴い，金属製の産科鉗子もわが国に適した形に改良されながら広く普及していった。

図8 シーボルトが日本に持参した産科鉗子

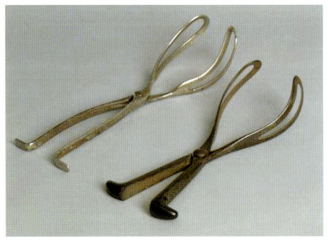

(長崎歴史文化博物館ホームページ(http://www.nmhc.jp/museumlnet/prh/colArtAndHisGet.do?command=view&number=62132　より引用)

参考文献

1) エリザベス・ベニョン／児玉 博（訳）：西洋醫療器具文化史（上）. 東京書房社, 1982, 129-141.
2) 立野竜貞：産科新論巻之中. 呉 秀三, 富士川游（選集校訂）, 日本産科叢書. 思文閣, 1895（発行）／1971（復刻）, 857-867.
3) 水原三折：醇生庵産育全書内篇探頷圖訣巻一. 呉 秀三, 富士川游（選集校訂）, 日本産科叢書. 思文閣, 1895（発行）／1971（復刻）, 616-628.
4) 山辺篤雅（文伯）：産育編巻之下. 呉 秀三, 富士川游（選集校訂）, 日本産科叢書. 思文閣, 1895（発行）／971（復刻）, 342-347.
5) 片倉鶴陵（元周）：産科發蒙六巻. 呉 秀三, 富士川游（選集校訂）, 日本産科叢書. 思文閣, 1895（発行）／1971（復刻）, 414-435.
6) 呉 秀三：シーボルト先生―其生涯及功業. 吐鳳堂書店, 1896（発行）／1979（発行；著刊行会, 652-653.
7) 呉 秀三：シーボルト先生―其生涯及功業. 吐鳳堂書店, 1896（発行）／1979（発行；著刊行会）, 638.
8) 杉立義一：お産の歴史―縄文時代から現代まで（集英社新書）. 集英社, 2002, 174-176.

2章

産科鉗子の種類と構造
東大式ネーゲリ鉗子, 東大式キーラン鉗子

藤井知行

鉗子の種類

　児頭矢状縫合が縦の場合に使われる一般的な鉗子と，低在横定位など児頭矢状縫合が縦でない場合に用いる回旋鉗子や，骨盤位の後続児頭娩出に使われる鉗子など，特殊な鉗子とに分類できる。

　現在，わが国で主に用いられている鉗子は，ネーゲリ（Naegele）鉗子改良型の東大式ネーゲリ鉗子（UTokyo Naegele Forceps）とキーラン（Kielland）鉗子，改良型の東大式キーラン鉗子（UTokyo Kielland Forceps）パイパー（Piper）鉗子の3種類であり，その他の鉗子の使用は非常に少ない。

一般的な鉗子

　鉗子匙は，児頭に沿った児頭彎曲と産道に沿った骨盤彎曲をもつ。

　ネーゲリ鉗子（オリジナル）（図1）や東大式ネーゲリ鉗子（図2）に代表されるような，左右の接合部から鉗子匙への移行部が上下に重なっているものと，坂元式鉗子や竹岡式鉗子のように左右の接合部から鉗子匙への移行部が重ならず平行で，児頭彎曲が緩やかで長いものの2種類がある。

特殊な鉗子

回旋鉗子

　低在横定位など児頭矢状縫合が縦でない場合に用いる。鉗子匙の骨盤彎曲がないのが特徴である。代表的なキーラン鉗子は，児頭の回旋と牽引を両方できる鉗子であり，接合部は一葉のみに接合鉤があり，両葉が相互に滑走できるようになっている。ネーゲリ鉗子同様，キーラン鉗子にもオリジナル（図3）と東大式（図4）とがある。

後続児頭鉗子

　骨盤位分娩の後続児頭娩出に用いられる。児の躯幹が邪魔にならないよう，接合部から鉗子匙への移行部が平行で長いのが特徴である。パイパー鉗子（図5）がこれに属する。

産科鉗子の種類と構造　2章

図1 ネーゲリ (Naegele) 鉗子 (オリジナル)

鉗子匙は児頭に沿った児頭彎曲と産道に沿った骨盤彎曲をもつ。

L1	W1	H1	重さ
363mm	93mm	66mm	673g

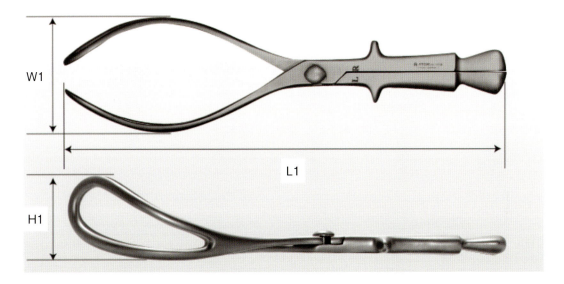

図2 東大式ネーゲリ鉗子 (UTokyo Naegele Forceps)

ネーゲリ鉗子（オリジナル）より鉗子匙が薄く，軽い。

L1	W1	H1	重さ
350mm	72mm	69mm	417g

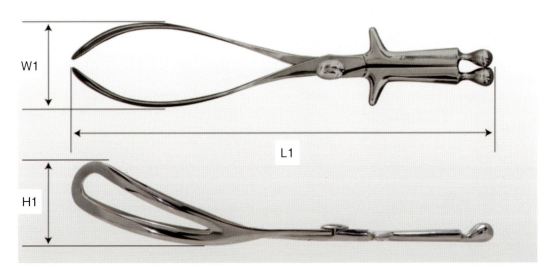

図3 キーラン（Kielland）鉗子（オリジナル）

鉗子匙の骨盤彎曲がない。

L1	W1	H1	重さ
411mm	97mm	49mm	507g

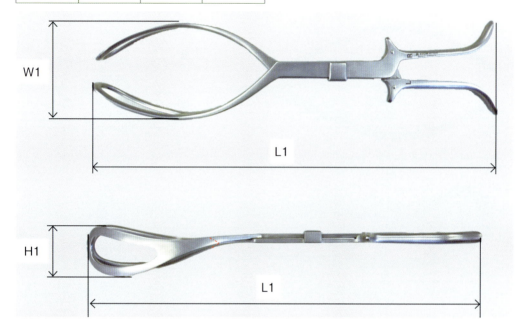

図4 東大式キーラン（UTokyo Kielland）鉗子

キーラン鉗子（オリジナル）より全長がやや短く，匙部が薄くかつ細長く大きい。

L1	W1	H1	重さ
384mm	81mm	48mm	531g

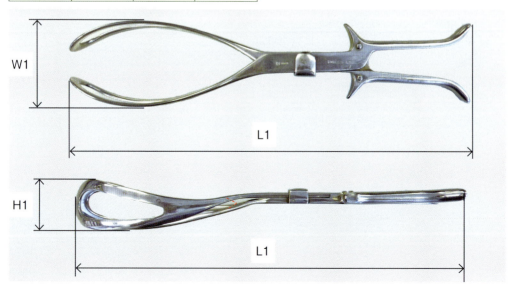

図5 パイパー（Piper）鉗子

接合部から鉗子匙への移行部が平行で長い。

L1	W1	H1	重さ
448mm	95mm	83mm	670g

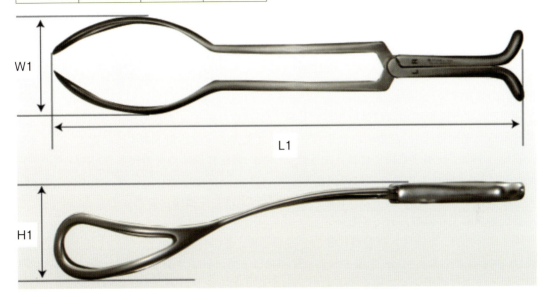

鉗子の構造(図6)[1]

　鉗子は2本1対で，母体の左側に挿入するほうを左葉，母体の右側に挿入するほうを右葉という。児頭に装着する鉗子匙(blade)，術者が握る鉗子柄(handle)，左右の鉗子が交差する部分の接合部(lock)の3つの部分に分けられる。bladeとlockの間を鉗子頸(shank)とよぶ。また，鉗子匙に鉗子窓がある(fenestrated)ものと，窓がなく全面金属製のもの(solid)とがある。また，牽引の際に指をかけて鉗子に力を加える牽引鉤(finger guide)が鉗子柄に付けられている。

　鉗子匙には2種類の彎曲が付けられている。すべての鉗子にあるのが児頭の丸みに沿った児頭彎曲(cephalic curve)である。東大式ネーゲリ鉗子のように児頭矢状縫合が縦で使用する鉗子には，さらに骨盤軸の変化に沿った骨盤彎曲(pelvic curve)が付けられ，スムーズに児頭誘導ができるようになっている。キーラン鉗子をはじめとする回旋鉗子は，最初，児頭の左右ではなく前後に装着するため，骨盤彎曲があまり付けられていない。

　鉗子接合部は，児頭矢状縫合縦に装着する場合は，必ず右葉が左葉の上にくる。接合には2種類あり，ネーゲリ鉗子のように溝にはまって固定されるものと，キーラン鉗子のように滑らせて固定するものとがある。キーラン鉗子は矢状縫合横な

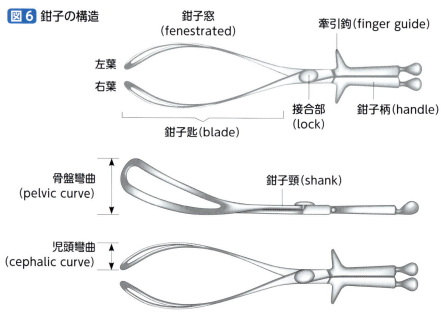

図6 鉗子の構造

(武谷雄二，上妻志郎，藤井知行，大須賀穣 監修：プリンシプル産科婦人科学2 産科編 第3版，p.661，メジカルビュー社，2014より一部改変引用)

どに用いるが，そうした場合，前葉は恥骨結合の奥にまで挿入できるが後葉は仙骨岬より奥に入らないため，両葉の深さに差が生じる。こうした場合にも両葉が合致できるようキーラン鉗子の接合部は滑らせて合致できるようになっている。

東大式ネーゲリ鉗子

　産科鉗子で最も名前が親しいのは，ネーゲリ鉗子である。

　ネーゲリ鉗子はドイツで開発された鉗子であり，児頭彎曲と骨盤彎曲を備えた有窓の鉗子匙を有し，接合部は溝でロックされるタイプの鉗子である。しかしながら図1のとおり，日本で「ネーゲリ鉗子」としてわれわれが目にしている鉗子とはまったく異なった鉗子である。両葉とも分厚く，がっしりした感じで，673gと非常に重い。ドイツ人に比べ小柄な日本の女性に使うには，まったく向いていない。そこで，わが国では先人たちがネーゲリ鉗子に改良を加え，日本人の体型に合った，薄くて軽い鉗子を開発してきた。

　その代表的なものが，1904～05年ごろに木下正中東京大学教授により改良された東大式ネーゲリ鉗子（図2）と竹岡式鉗子であり，1954年発行の『医科器械目録　第4版』には，ネーゲル氏産科鉗子と並んで東大式産科鉗子が掲載されていた。しかし1963年発行の『医科器械綜合標準カタログ　改訂版』は，ネーゲル氏産科鉗子として1954年に東大式産科鉗子として記載されていたものが掲載され，ドイツオリジナルのネーゲリ鉗子は掲載されなくなった[2]。このころ，すでにオリジナルのネーゲリ鉗子はわが国で使用されていなかったことが覗える。

　その後は，「ネーゲル氏産科鉗子」の名前で東大式産科鉗子が販売され，わが国で広く使用されていたが，2005年に製造販売会社の在庫がなくなり，わが国で「ネーゲル氏産科鉗子」を購入することができなくなってしまった。そこで，同年12月にドイツからの輸入品が販売されることとなったが，わが国で「ネーゲル氏産科鉗子」として使用されていたものが，オリジナルのネーゲリ鉗子とまったく異なるものだと再認識され，東京大学産婦人科，順天堂大学産婦人科が製造販売会社と協力してネーゲリ型の東大式産科鉗子を復刻し，「東大式ネーゲリ鉗子」として世に発表することとなった。

　図2のとおり，東大式ネーゲリ鉗子は全長350mm，幅72mm，骨盤彎曲の立ち上がり69mmで，オリジナルのネーゲリ鉗子に比べ鉗子匙が薄く，重さも約6割の417gで，日本人の体型に合ったものとなっている。

東大式キーラン鉗子

　2005年，キーラン鉗子も国内在庫が終了したため，ドイツからの輸入に切り替えることになった。しかし，従来品（国産）よりも全長が長く，匙部が小さくかつ分厚い（図3）ことから，歴史のなかで，国内で形が変遷してきたとわかった。

　オリジナルのキーラン鉗子は小柄な日本人には不向きと考えられた一方，国内において無痛分娩の増加に伴い，回旋異常が増えたことから，回旋機能を有するキーラン鉗子が見直され，ネーゲリ鉗子同様，キーラン鉗子も東大式キーラン鉗子として，従来の国産品の復刻をすることになった。

　東大式キーラン鉗子は，オリジナルに比べ，全長がやや短く，匙部が薄くかつ細長く大きくなっており（図4），日本人の体形に合うようになっている。東大式キーラン鉗子は高位鉗子を目的としないため，全長が短く改良されており，2017年7月から入手可能となった。

参考文献
1) DIC医科器械目録第4版：日本医科器械目録編纂所編纂, 1954, 317.
2) MIC医科器械綜合標準カタログ改訂縮刷版：東京医科器械商業組合, 1963, 344.

3章

児頭下降度の評価と内診法

竹田　省

吸引・鉗子分娩の適位

　吸引・鉗子分娩を行うためには，児頭の先端と児頭の最大周囲径が骨盤のどの部分にあるかを推定することが最も重要であり，吸引・鉗子の適位にあるかどうかの決定的判断のポイントとなる。児頭の位置の評価を誤れば，鉗子適位にない鉗子を施行することになって結果的にfailed forcepsにつながり，また正しい評価によって適位でないと判断すれば帝王切開術を選択することになる。こうした評価が客観的にでき，他者との食い違いがなく共有できることが重要である。この児頭下降度の評価，その確実な教育，鉗子技術の教育・継承こそが，遂娩成功率の極めて高い，安全で確実な急速遂娩術につながる。

　胎児心拍数図モニタリングで悪化傾向が認められ，胎児機能不全が疑われる場合，あとどのくらいで鉗子適位になり確実に出せるのかの判断は，永年の経験によるところが大きい。このため鉗子適位の基準は，熟練者と初心者ではおのずと異なってかまわない。安全，確実に行うことが優先されるからである。

　順天堂産婦人科では指導者クラスはt-station ＋2以下を鉗子適位とし，研修者はt-station ＋3以下を鉗子適位としている。しかし，後述する回旋異常の前方前頭位症例では最大周囲径が高く，分娩停止したような場合，t-station ＋3でも鉗子牽引できないことがある。実際，"牽引でき無事児娩出できても，軟産道裂傷が広範囲で縫合に難渋し，帝王切開術を施行していればよかった"と思われる症例も存在する。分娩の判断，実行は技術のレベル，熟練度などにより異なるものであるため，あくまでも鉗子適位の数値は原則であり，症例により臨機応変に判断対応することが重要である。

　吸引分娩の施行者のなかには，吸引を試みて娩出できなければ帝王切開術に切り替えるというトライアル的施行があるように思われる。しかし，鉗子遂娩術にはトライアルの概念はなく，施行するか，せずに帝王切開術を行うかしかない。ごくまれに牽引できずにfailed forcepsとなって帝王切開術に移行することもあるが，鉗子を施行した場合には確実に出せることが基本である。

　児頭が嵌入した状態は，後述するようにstation −1 〜 ±0であり，牽引力の強い鉗子遂娩術でも行わないこのような高い児頭の位置から吸引を行うことは，児娩出までにいたずらに時間をかけることになり，胎児機能不全の適応でできるだ

け早く娩出したい状況などでは危険である．ACOGのガイドラインのように吸引分娩の施行条件もstation +2以下にもってくることが妥当である．

児頭最大周囲径

児頭の諸径線には，小斜径，前後径，大斜径とその各々の周囲径がある（図1，表1）．

図1 児頭の諸径線

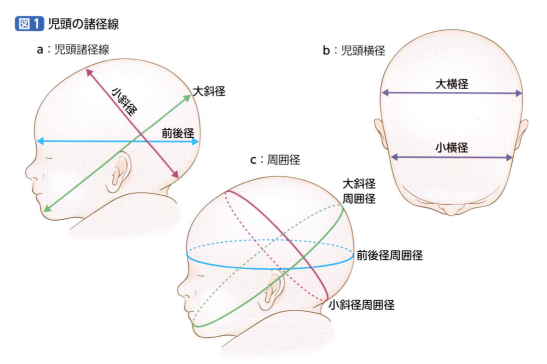

a：児頭諸径線
b：児頭横径
c：周囲径

表1 児頭諸径線とその周囲径

径線（diameter）		周囲径（circumference）
小斜径 平均9cm	項窩（後頭結節の後下方）から大泉門の中心に至る距離	小斜径周囲 平均32cm
前後径 平均10.5〜11cm	眉間と後頭結節の最大距離	前後径周囲 平均33cm
大斜径 平均13cm	頤の先端と後頭間の最大距離	大斜径周囲 平均35cm
大横径 平均9cm	左右頭頂骨結節間の距離	頭部側方からみている径線とは異なり，上方からみた径線
小横径 平均7.5cm	左右冠状縫合間の最大距離	

※大横径をとりまく一断面が小斜径周囲と一致するため，ACOGでは大横径と児頭先進部との距離を問題にしている．東大式評価法では，児頭の屈位，反屈位の状況も加味しているため，周囲径と先進部の距離を重要視している．

前方後頭位

　前方後頭位の正常分娩では，児頭は屈位をとり，小斜径周囲が最大周囲径となる（図2a）。頭部の一番大きい面が骨盤内を通過していくことが，分娩の進行度を決定しており，先進部の通過ではない。つまり児頭が嵌入し，下降してくると最大周囲径の位置が骨盤のどの位置にあるかが，「分娩の進行度」，「児頭の下降度」，「鉗子遂娩術の難易度」を評価するうえで重要である。

　前方後頭位では後頭部が先進するため，この先進位置から最大周囲径を推定することになる。もちろん児頭が大きい場合や応形機能が高度な場合，産瘤が高度の場合などは，先進部から最大周囲径面までの距離は当然長くなる。このため，正確なstation評価は，児頭頭皮の先端ではなく頭骨の先端（the leading bony portion）で評価する。産瘤はさし引いて，骨の位置で評価する。

図2 骨盤侵入時の児頭の胎勢

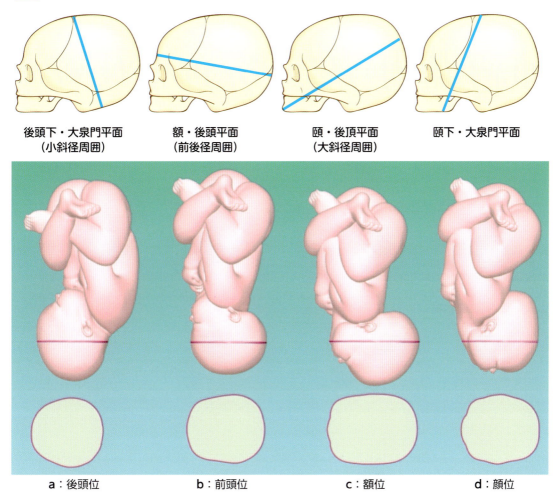

後頭下・大泉門平面　　額・後頭平面　　　　頤・後頂平面　　　　頤下・大泉門平面
（小斜径周囲）　　　　（前後径周囲）　　　（大斜径周囲）

a：後頭位　　　　　b：前頭位　　　　　c：額位　　　　　d：顔位

Published with kind permission of ⓒSatoru Takeda 2017.All Rights Reserved

前方前頭位

　前方前頭位（最も多い回旋異常）は，前方後頭位に比べてやや反屈しているため，多くは，前後径を含む周囲径が最大周囲径となる（図2b）。分娩が進行すると長頭となり，先進部と最大周囲径，すなわち前後径周囲面との距離は，前方後頭位の先進部と小斜径周囲面との距離に比べ大きくなる（図3）。また，前方前頭位では最大周囲径面が前方後頭位の小斜径周囲面よりも広く骨盤内通過の抵抗も大きくなる（図4）。このため，分娩が遷延することも多く，応形変化や産瘤も大きくなり，先進部から最大周囲径までの距離はさらに大きくなる。

　前方前頭位の回旋異常では，先進部が下降しているようにみえても最大周囲径の位置が実際よりも高く，このことが吸引や鉗子遂娩術が困難になる理由である。

図3 前方後頭位と前方前頭位の最大周囲径位置の違い

a：前方後頭位（station +3）
小斜径周囲（後頭下・大泉門平面）が最大周囲径となる。
station +3 では最大周囲径は濶部下腔（低中在）に位置する。

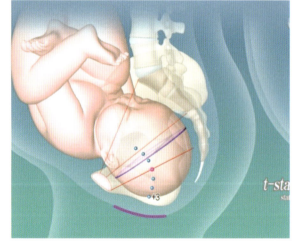

b：前方前頭位（station +3）
前後径周囲（額・後頭平面）が最大周囲径となる。
a：前方後頭位と同じ station +3 にあるが，最大周囲径はより高い濶部上腔（高中在）もしくは下腔との境界あたりに位置する。
分娩が遷延し，応形機能が進み長頭となり児頭変形がさらに強まり，産瘤も増大すると最大周囲径はさらに児頭先端より高いところに位置することになる。このため，前方後頭位の station と同じ評価，感覚で器械分娩を施行すると痛い目に合うことになる。児頭の位置は思った以上のずっと高いところにあり，牽引できないことになる。

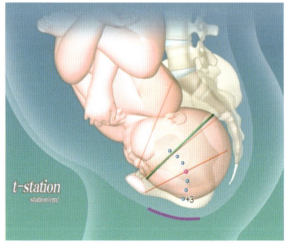

図4 前方後頭位と前方前頭位の最大周囲径面の大きさの違い

a：前方後頭位の最大周囲径面

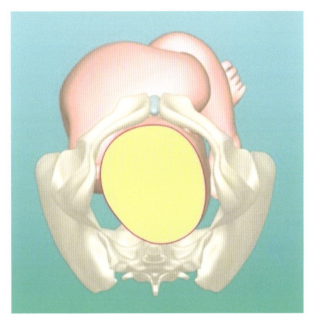

b：前方前頭位の最大周囲径面
前方前頭位はやや反屈しており，正常分娩の前方後頭位の最大周囲径の位置と比較するとより高い位置にあるとともに最大周囲径面も広く，軟産道を通過する際，産道との抵抗も高く，分娩遷延や停止につながりやすい。

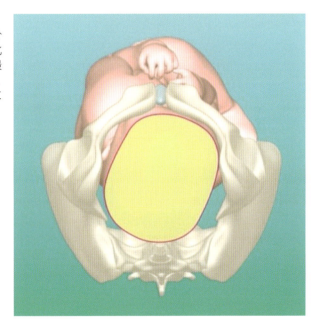

正軸進入・不正軸進入（図5）

　正軸進入（synclitism）とは，骨盤に児頭が嵌入してくる際，矢状縫合が骨盤入口面のほぼ中央に位置し，左右の頭頂骨が同一の高さにあるものをいう。不正軸進入（asynclitism）は，矢状縫合が前後に大きくずれて進入するもので，前在頭頂骨が先進低位になるものを前頭頂骨進入（anterior asynclitism）といい，後在頭頂骨が先進低位になるものを後頭頂骨進入（posterior asynclitism）という。不正軸進入しても嵌入後，正軸になることがほとんどであるが，まれに不正軸のまま分娩が停滞することがある。station +2や+3の高い分娩遷延・停止症例にみられ，初産婦に多い。

図5 児頭の骨盤内進入

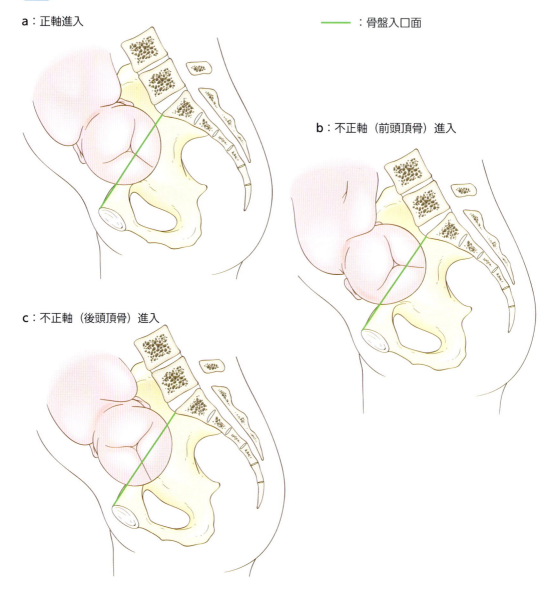

a：正軸進入
　　　：骨盤入口面
b：不正軸（前頭頂骨）進入
c：不正軸（後頭頂骨）進入

不正軸進入は，骨盤入口面の進入時に起こるだけでなく，児頭が骨盤内に嵌入してから後にもみられることもある。分娩遷延時や停止に陥ると児頭は不正軸になりさらに嵌入しようとする。硬膜外麻酔や脊髄くも膜下硬膜外併用麻酔を用いた無痛分娩では，軟産道の弛緩が得られることから，児頭は第2回旋しないまま低中在から低在の位置まで下降し，分娩が停滞することがある。微弱陣痛を伴うことが多く，低在横定のまま分娩が停止すると器械分娩の適応になる場合がある。このような低在横定位では，前頭頂骨進入になることが多い（図6）。

　分娩停止や遷延例では，産瘤も増大し，応形も強く起こるため内診所見がとりづらく誤った診断に陥りやすいことに注意する。不正軸進入が高度になり，屈位や反屈位の状態によっては人字（ラムダ）縫合や冠状縫合を矢状縫合と勘違いすることがある。器械分娩を施行する際は，胎位胎向胎勢，児頭回旋状況の正確な把握が必要であり，超音波断層法などで確認する。回旋異常，不正軸進入など児頭回旋の診断を誤ると重大な児損傷につながる。

図6 低在横定位にみられる前頭頂骨進入 anterior asynclitism

a：矢状縫合横のままの正軸進入

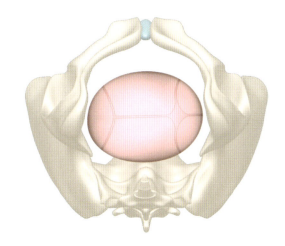

b：低在横定位にみられる不正軸進入
この際，児頭が屈位となり低在横で分娩が停滞すると，産瘤が大きくなり内診がわかりにくくなることがある。この際，人字縫合（ラムダ縫合）を矢状縫合と勘違いし，鉗子分娩で児頭装着すると児損傷の原因となる。児頭が反屈すると冠状縫合を矢状縫合と誤ることがある。

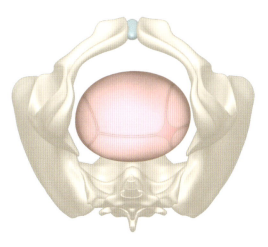

胎児位置と先進部の表記法（東大式表記法）

児頭の下降度を，先進部の位置によらず最大周囲径の位置で表記する方式は，古くから東京大学産婦人科において用いられてきた（東大式表記法，図7b）。これは，ドイツ学派による産科学の流れを汲んでいるものであり，鉗子遂娩術を用いて管理する分娩管理法に適している。鉗子ができるかどうか，すなわち，鉗子適位にあるかどうかAll or Noneで評価，判断する場合に最も重要なポイントとなる。

図7 骨盤の区分と先進部の高さの表現

a：日本産科婦人科学会の区分

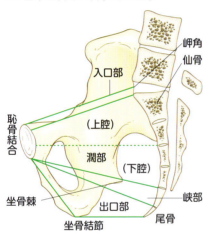

b：東大式表記法

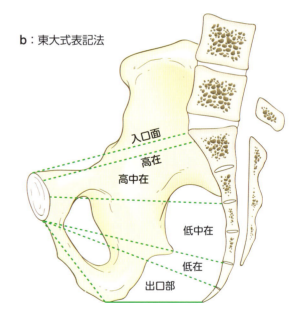

c：ACOG

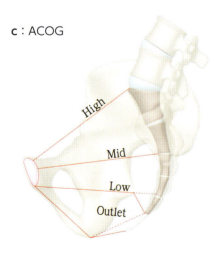

34

また，胎児の胎勢，胎向，反屈しているかどうか，先進部が後頭（頂）なのか頭頂なのか，前頭（頂）なのかも表記することになっている。分娩進行中では，最大周囲径が後述する骨盤区分のどの位置にあるかも記載する（表2）。ACOGによる骨産道内方向表示については図8に示した。

第1頭位か第2頭位か，先進部は後頭か前頭か，最大周囲径がどこにあるか，第2回旋がどこまで進んでいるかを記載する（図9）。正常分娩の第1頭位では，当初第1頭頂入口部横だったのが，第1後頭高中在斜～第1後頭低中在縦から娩出される流れが表記でき，体勢，胎向，先進部，回旋，児頭の下降度まで分娩進行が共有できるものになっている。

娩出した胎位や分娩が停止した場合に「位」を付けてよぶ。正常分娩では第1あるいは第2前方後頭位となる。矢状縫合横のまま出れば横定位，先進部が前頭ならば前方前頭位となる。

ACOGでは前方前頭位と後方後頭位は区別できないことになっているが，東大式表記法では区別している（図9f, g）。前者は通常の回旋異常で，前頭が先進し，児頭はやや反屈している状況で前頭が前方に回旋する状態であり，後者は極端な屈位をとり，先進部が後頭であり，先進部が後方へ回旋するものである。後者は，児頭が小さい早産児などの症例や無痛分娩時など骨盤と児頭間に余裕があるときにみられ，分娩は比較的スムーズな場合と低在や出口部で停止する場合がある。前者は最大周囲径が広く，骨盤との余裕が少なく，分娩進行が緩慢で分娩停止や分娩遷延となりやすい。

表2 児頭回旋の表現方法（東大式表記法）

以下の5項目を順番に記述する。

①児背が母体の左＝第1 　　　　　　右＝第2	
②先進部が母体の腹側＝前方 　　　　　　背側＝後方	
③先進部　後頭（頂） 　　or 頭頂 　　or 前頭（頂）	
④児頭最大周囲径の高さ（図7b）	
⑤矢状縫合の向き＝横 　　　　　　　　斜 　　　　　　　　縦	

【例】
第1前方後頭（あるいは後頂）低在斜
＊分娩した場合は「位」を付ける

図8 ACOGによる骨産道内方向表示

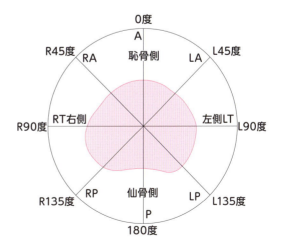

図9 頭位における下降度，頭向，回旋，胎勢の表現法（東大式表記法）

● 第2前方後頭位の分娩経過

a：第2後頭高在横　　　b：第2前方後頭高中在斜　　　c：第2前方後頭低在縦
　　（ROT）　　　　　　　　（ROA）　　　　　　　　　　　（ROA）

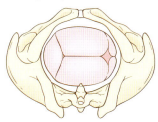 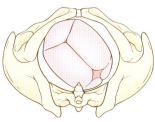 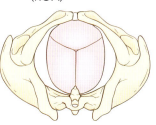

頭位における胎児位置の表現方法（東大式表記法）

頭向（胎向）
第1胎向：児背または児頭が母体の左側　L
第2胎向：児背または児頭が母体の右側　R

回旋（先進部の方向）

		屈位		反屈位	
			前頭位	額位	顔位
先進部	前方	前方後頭位（正常）	前方前頭位	前方額位	頤前方顔位
	後方	後方後頭位	後方前頭位	後方額位	頤後方顔位
		後頭位 occiput；O		額位 frons；F	顔位 mentus；M

児頭最大周囲径の骨盤区分の高さ　　　児頭の向き
高在　　　　　　　　　　　　　　　　　骨盤を下からみて前方から時計回り
高中在　　　　　　　　　　　　　　　前 anterior；A
低中在　　　　　　　　　　　　　　　左前 left anterior；LA
低在　　　　　　　　　　　　　　　　左横 left transverse；LT
出口　　　　　　　　　　　　　　　　左後 left posterior；LP
　　　　　　　　　　　　　　　　　　後 posterior；P
第2回旋時の児頭の向き　　　　　　　右後 right posterior；RP
横　　　　　　　　　　　　　　　　　右横 right transverse；RT
斜　　　　　　　　　　　　　　　　　右前 right anterior；RA
縦

● 回旋異常例

d：第2頭頂低在横　　e：第2頭頂低在横　　f：第1あるいは　　　g：第1あるいは
　　（ROT）　　　　　　不正軸　　　　　　第2前方前頭低在縦　　第2後方後頭低在縦
　　　　　　　　　　　（ROT）　　　　　　（FA）　　　　　　　（OP）

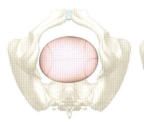 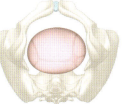 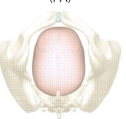 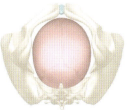

station（DeLee）

　骨盤入口面に平行した面で尾骨先端を通る平行面までを3区分したものを骨盤平行平面区分（Hodgeの平行平面：図10）といい，その第3平面である坐骨棘を通る平行面を基準にしてDeLeeのstationの概念がつくられている（図11）。児頭の先進部がこの基準面の垂直上方へマイナス，下方へプラスでcm表示するものである[2]。

　しかし，実際は児頭が骨盤内に嵌入してくると骨盤誘導軸（線）に沿って児頭先進部は前方に下降してくる（図12）。このため，stationでは骨盤に児頭が嵌入してプラスになってくると仮想垂直線上のため実測ができず，客観性に乏しい。個々の測定値にばらつきが多く，回診や症例検討時，児頭下降度の状況や急速遂娩術の施行状況，困難な症例の状況を共有することが困難なことがある。特に，裁判事例や産科医療補償制度における事例検討でも下降度の所見と状況が一致せず，検討が困難なことも散見される。

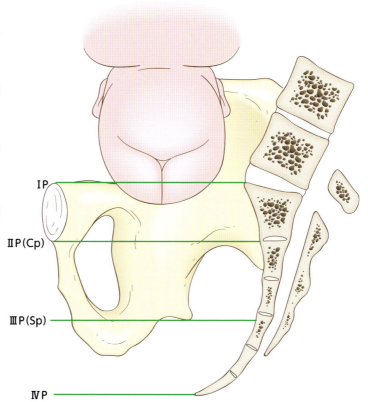

図10 Hodgeの平行平面

第1平面
(the first parallel；I P)
　＝骨盤入口面に一致する平面

第2平面
(the second parallel；Ⅱ P)
　＝第1平面に平行で恥骨結合下縁を通る平面（主要面 chief plane；CPともよぶ）

第3平面
(the third plane；Ⅲ P)
　＝坐骨棘端を含む平面（棘間面 interspinal；Spともよぶ）

第4平面
(the fourth plane；Ⅳ P)
　＝尾骨先端を含む平面

図11 DeLeeのstation

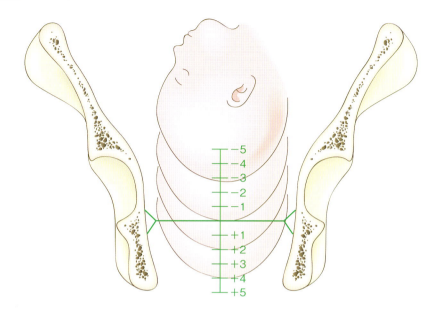

図12 骨盤誘導軸

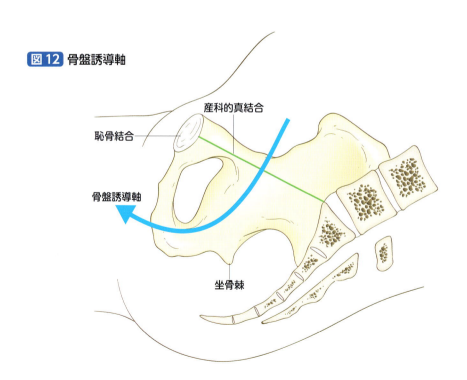

骨盤誘導軸に基づいたtrapezoidal station（t-station）

　DeLeeのstation概念の欠点から，東大式表記法に合わせて，恥骨結合下縁と左右の坐骨棘を結んだ平面を基準面として，骨盤誘導軸に沿って下降してきた児頭の先進部を測定し，cmで表記した新たなstation概念を提唱している（図13, 14）。

　埼玉医科大学総合医療センター総合周産期母子医療センターや順天堂大学産婦人科では，この基準面をtrapezoidal planeとし，その下降度をtrapezoidal station（t-station）と称して用いている。従来のDeLeeのstationと比較して，理論的にはより下降して計測されるため，プラスの数値がやや大きく表記される。しかし，相対的な臨床運用においては，ほとんど差がなく使用できる。

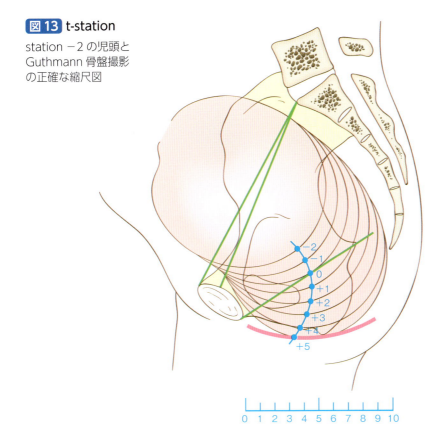

図13 t-station
station −2の児頭とGuthmann骨盤撮影の正確な縮尺図

図14 t-station（平面図）

a

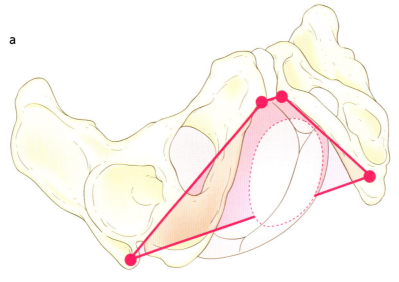

b

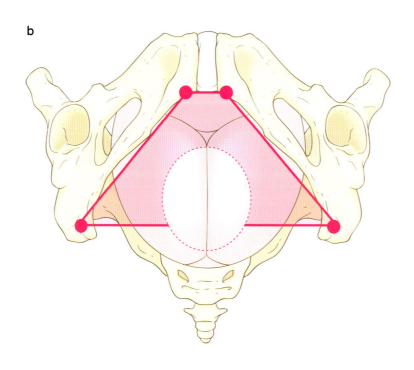

実際，示指を坐骨棘に当て，恥骨結合下縁を示指付け根の上縁で触知し，中指を曲げると下降している児頭の下降度を触知できる（図15〜21）。"示指と中指の間隔"や，示指の幅を計測しておけば，＋1cm，＋2cm，＋3cmと概測できるので個人差も少なく客観的であり，状況を共有しやすく，児頭の下降している局面での評価に有用である。

stationは下降度を表しているため，子宮収縮期に最大限下降したところで評価，表記する。鉗子挿入時は児頭は上昇するし，牽引するときは怒責をかけて十分に下降したところから開始する。産瘤の程度によってstationが影響されないように原則，頭蓋骨の先端（the leading bony portion）位置として表記する。児頭下降度評価や最大周囲径の位置の推定に影響する因子として重要なものを表3に示す。産瘤が大きかったり，分娩遷延などで応形変化が高度であった場合は児頭の最大周囲径は上方にある。同じstationでも巨大児など児頭が大きい場合は最大周囲径はより上方に，小さければ下方に位置する。前方前頭位（p.30；図3）などの回旋異常，不正軸進入，骨盤型にも影響される。

今後，t-stationを用いた内診所見の個人個人のバリエーション，およびこの内診法を用いた鉗子遂娩術の臨床成績，母児の安全性などを検証していく必要性がある。

表3 児頭下降度評価に影響する因子

1．産瘤が高度
2．応形変化が強い（分娩停止例，分娩遷延例など）
3．児頭の大きさ
4．前方前頭位
5．額位，顔面位
6．不正軸進入
7．骨盤型（android，漏斗骨盤，第2仙骨岬など）

図15 児頭下降度の触知

示指を坐骨棘に当て,恥骨結合下縁を示指付け根の上縁で触知し,中指を曲げる。

a
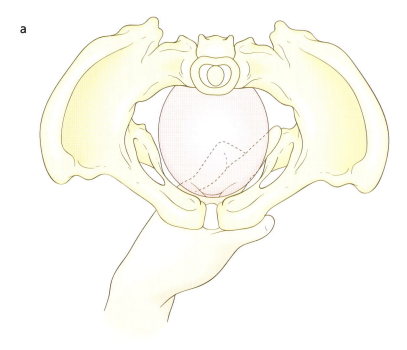

b
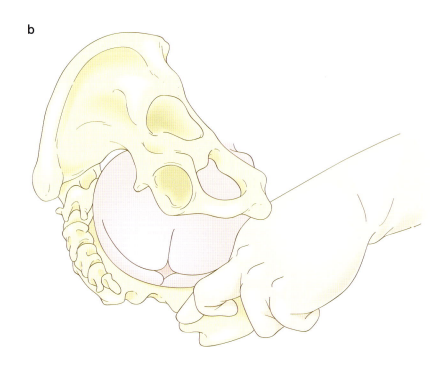

児頭下降度の評価と内診法　3章

図16 t-station -2
児頭最大周囲径は骨盤入口上にある。

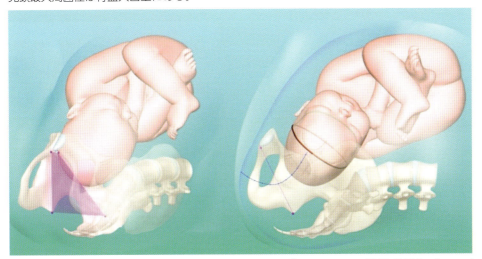

Published with kind permission of ⓒSatoru Takeda 2017. All Rights Reserved

図17 t-station 0
児頭最大周囲径は骨盤入口部に嵌入しはじめている。
内診示指を坐骨棘にあて，恥骨結合下縁を示指の付け根の上縁で触知する。
左右の坐骨棘を結ぶ仮想線と恥骨下縁からできる基準台形面 trapezoidal plane を意識する。

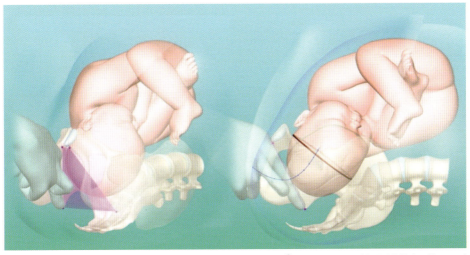

Published with kind permission of ⓒSatoru Takeda 2017. All Rights Reserved

43

図18 t-station ＋1

内診指の中指を曲げて示指上縁との距離を実測しておく。示指上縁を曲げた中指上縁の距離から児頭の下降度を計測する。

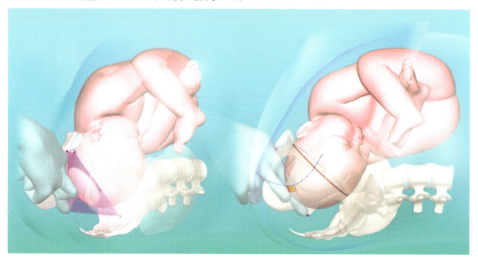

Published with kind permission of ⓒSatoru Takeda 2017. All Rights Reserved

図19 t-station ＋2

示指と曲げた中指は少し間隔が空いてくる。

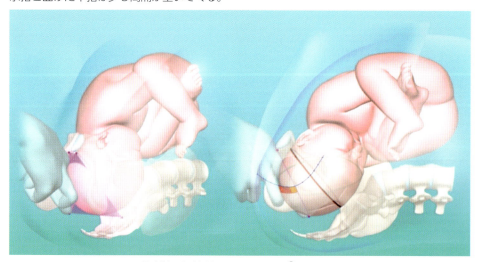

Published with kind permission of ⓒSatoru Takeda 2017. All Rights Reserved

図20 t-station ＋3

示指上縁と曲げた中指の間隔は 3cm となる。確実に鉗子遂娩術が可能となる t-station ＋3 のこの内診指の体得は重要である。胎児心拍が時折下降するような場合，ここまで児頭が下降すれば，鉗子遂娩術がいつでも可能なので安心できる。胎児機能不全と診断すれば，躊躇なく急速遂娩を施行する。

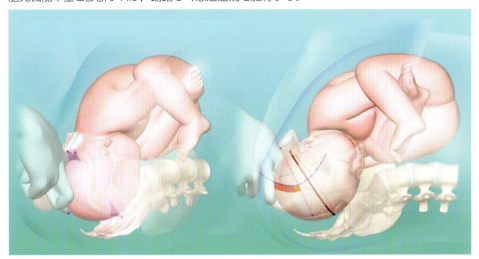

Published with kind permission of ⓒSatoru Takeda 2017.All Rights Reserved

図21 t-station ＋4

示指上縁と曲げた中指の間隔は 4cm となり，筆者の指では最大限の開きであり，低在から出口に最大周囲径がある。

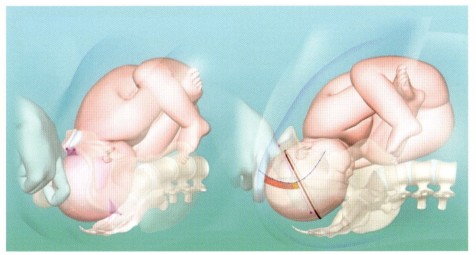

Published with kind permission of ⓒSatoru Takeda 2017.All Rights Reserved

日本産科婦人科学会の骨盤区分と総合的児頭下降度の評価法

　日本産科婦人科学会の骨盤区分では，骨盤腔を「入口部」，「潤部」，「峡部」，「出口部」に分けている（図7a 参照）。

骨盤入口部：前方は恥骨結合上縁，後方は岬角を結ぶ解剖学的真結合線を含む面を上面とし，下面は骨盤分界線の下縁を通った上面に平行した面。

骨盤潤部：入口部下縁を上限とし，恥骨結合下縁から左右の坐骨棘を通り仙骨前面に至る平面を下限とした広い骨盤腔。恥骨結合後面の中点から第2－3仙骨癒合部を含む平面で潤部上腔と下腔に分かれている。

骨盤峡部：潤部下面を上限とし，恥骨結合下縁と仙骨先端を結ぶ平面を下限とした骨盤腔。

骨盤出口部：峡部下面を上限とし，下限は2面の平面で構成される。前方の平面は恥骨結合下縁と坐骨結節間径を結ぶもので，後方の平面は坐骨結節間径と尾骨先端を結ぶ。

　図7b に示すとおり，これらの骨盤区分内に児頭の最大周囲径がくる児頭の位置を，「高在」，「中在（潤部上腔を高中在，潤部下腔を低中在）」，「低在」，「出口部」としている。

　しかし，実際のGuthmann骨盤撮影をみると，先進部骨部がt-station −2で入口上部，t-station −1で入口部付近，t-station ±0で最大周囲径が入口部に嵌入しており，高在にあるといえる（図22）。

　t-stastion ＋1は高中在上方に（図23），＋2は高中在下方にある（図24）。＋3では低中在に（図25），＋4で低中在下方〜低在上方に（図26），＋5で低在にある（図27）。このため，従来のように低在と出口部を分けることにはあまり意味はなく，臨床的には高中在，低中在，低在（従来の低在と出口部）に分類するのがよいと思われる。後述するが，ACOGのlow forceps，outlet forcepsと，われわれの鉗子高さの分類は概念が異なっており，一致しない*。 *p.50 参照

　しかし，実際臨床では最大周囲径の位置は，児頭の大小，回旋異常，応形機能の程度などにより大きく異なり，stationのみでの推定は難しくなる。特に前方前頭位ではstationが下降しているように思えても，実際の児頭最大周囲径は高く，下降していない。このように児頭の下降度を誤って評価すると高い位置からの牽引となり，思わぬトラブルにつながる。このため恥骨後面と児頭とのスペースを触知することや，児頭と仙骨前面のスペースの状況を触知することにより，stationに加えてより精度の高い児頭下降度の評価が可能になる。

　児頭の大きさや回旋度合いにより多少異なるため一概にはいえないが，一般的にはt-station ＋2（図24）では恥骨後面は2/3 〜 1/2触知し，児頭と仙骨前面の

スペースは広くあいている。t-station +3（図25）では恥骨後面は1/2〜1/3触知し，仙骨前面のスペースは狭くなる。t-station +4以下（図26, 27）では恥骨後面は1/3以下もしくは触知できなくなり，児頭は骨盤底に到達するため，仙骨前面のスペースはなくなる（表4）。

図22 t-station 0
児頭最大周囲径が骨盤入口部に嵌入しており，最大周囲径は高在付近にある。もちろん，児頭の大きさや骨盤の形により最大周囲径の位置は変化する。内診すると，恥骨後面は前面触知する。児頭と仙骨前面の間のスペースは広く空いている。

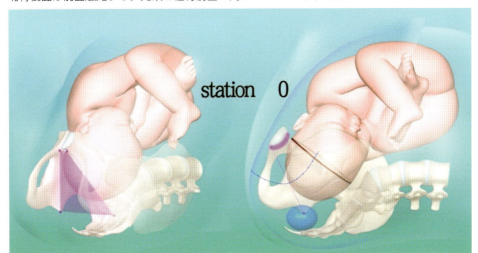

Published with kind permission of ⓒSatoru Takeda 2017. All Rights Reserved

図23 t-station +1
最大周囲径は高中在上方に位置する。内診すると，恥骨後面は前面触知し，児頭と仙骨前面の間のスペースは依然広く空いている。

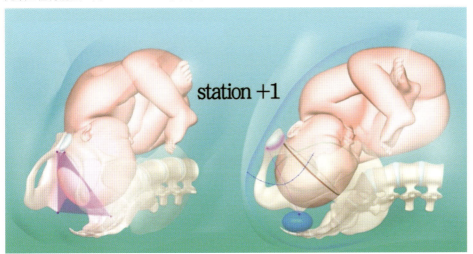

Published with kind permission of ⓒSatoru Takeda 2017. All Rights Reserved

児頭最大周囲径の位置の推定診断は，児頭下降度のみならず，恥骨後面の触知度，児頭と仙骨前面のスペースなどにより総合的に行う。急速遂娩術の児頭の牽引方向は，恥骨後面の角度に一致するため，その角度も内診時に触知しておく必要がある。

図24 t-station ＋2
最大周囲径は高中在下方に位置する。内診すると，恥骨後面は 2/3 〜 1/2 触知し，児頭と仙骨前面の間のスペースは依然空いている。

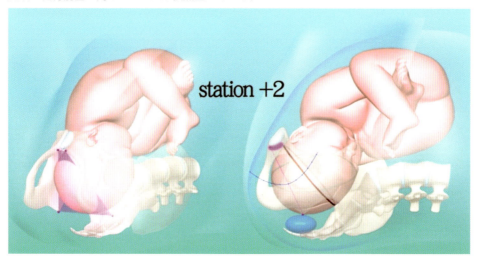

Published with kind permission of ⓒSatoru Takeda 2017. All Rights Reserved

図25 t-station ＋3
最大周囲径は低中在に位置する。内診すると，恥骨後面は 1/2 〜 1/3 触知し，児頭と仙骨前面の間のスペースは狭くなってくる。

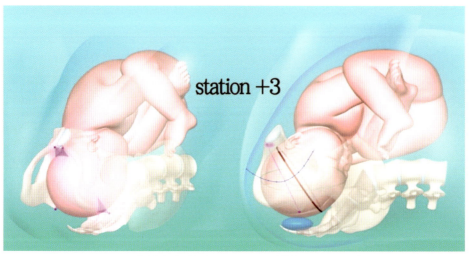

Published with kind permission of ⓒSatoru Takeda 2017. All Rights Reserved

図26 t-station ＋4

最大周囲径は低中在下方から低在上方に位置する．内診すると，恥骨後面は1/3以下しか触知せず，児頭は骨盤底に達し，仙骨前面の間のスペースはほとんどなくなる．

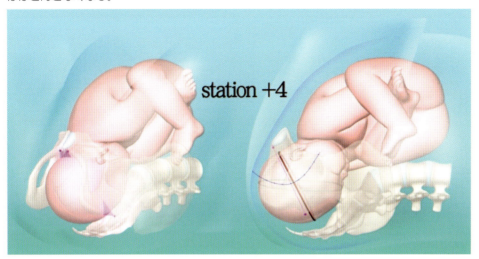

Published with kind permission of ⓒSatoru Takeda 2017.All Rights Reserved

図27 t-station ＋5

最大周囲径は低在～出口に位置する．内診すると，恥骨後面は触知せず，児頭と仙骨前面の間のスペースはない．

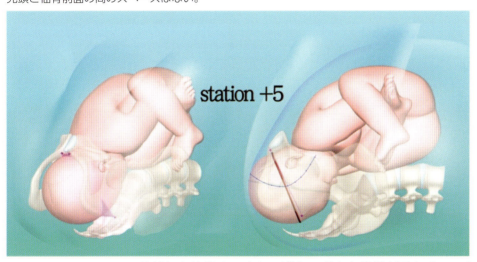

Published with kind permission of ⓒSatoru Takeda 2017.All Rights Reserved

表4 鉗子表記法

鉗子分娩の種類	ACOG, 2007		t-station		
鉗子の高さの表現	DeLeeのstation	回旋	t-station	恥骨後面触知	仙骨前方のスペース（児頭と骨盤底）
mid forceps	＋1		＋1	すべて	
low forceps	＋2	＞45°	＋2 高中在	2/3〜1/2	広い
			＋3 低中在	1/2〜1/3	狭い
outlet forceps		＜45°	＋4〜＋5 低在〜出口	＜1/3〜なし	なし

ACOGとの鉗子表記法の差異

ACOGの鉗子の高さの表記分類では，以下のように表記している（表4）。

①station ＋1 ＝ mid forceps

②station ＋2以下で矢状縫合が45°以上（0時をゼロとして矢状縫合が45°以上になっている状態，横に近い斜になっている）の鉗子 ＝ low forceps

③45°より小さい角度に矢状縫合（45°より小さい角度でほぼ縦に近い）がなっている場合 ＝ outlet forceps

ACOGでの鉗子の高さの表現には，回旋の程度も加味されている。しかし，回旋の程度はstationとは必ずしも一致せず，かえって判断に悩むことになる。

従来の日本の鉗子の高さの表現は，高中在鉗子，低中在鉗子，低在鉗子，出口鉗子と表記していたが，ACOGのlow forcepsが高中在鉗子と低中在鉗子の一部にほぼ一致し，outlet forcepsは低中在鉗子の一部，低在鉗子と出口鉗子を合わせたものとおおよそ一致するものと考えられる。

吸引分娩と大きく異なる鉗子の利点や醍醐味は，高中在や低中在から，1回の牽引で娩出可能なことであり，胎児機能不全のときにその真価がいかんなく発揮され，遅滞なく娩出できることである。

内診

　鉗子分娩を行うには，正常の分娩経過の理解と児頭の位置の正確な内診技術，正しい手技の体得が必要である。鉗子手術は分娩可能かどうかというトライアル的概念がないため，内診が正確でなければ鉗子手術は安全に施行できないからである。

　このため，より客観的実践的な内診所見が得られるように，児頭の下降度評価として従来のDeLeeのstationの概念ではなく，骨盤誘導軸に沿った新しい概念のt-stationを使用し，恥骨結合後面などの角度，触知範囲など内診技法を駆使して正確な児頭下降度の評価を教育している。つまり教育目標は，「ここまで児頭が下降すれば安全に確実に娩出させられる児頭の位置」を習得させることにある。

　鉗子遂娩術を安全・確実に遂行するためには，以下のポイントを押さえておくことが必要である。

鉗子遂娩術で大切なこと

①分娩評価の内診所見が正確にとれる。
②カンファレンスなどのプレゼンテーションで骨盤，軟産道の状況，児頭下降度，児頭の回旋状況，屈位，反屈位の程度，不正軸進入（asynclitism）などを表現でき，説明できる。
③上記②の状況を組織内の全員で共有し，議論できることが大切である。このためには，分娩進行の知識を十分理解し，内診の技術を磨くことである。

自分の内診指を知ろう！

　産婦人科医は，自分の指の各部分を測定し，知っておくことが大切である。下記にまとめたように自分の指の長さなどをあらかじめ覚えておくと，メジャーがなくてもさまざまな部位のおよその計測が可能である。産科内診だけでなく，婦人科での腫瘍や臓器の計測に使用できる。

内診のために覚えておきたい自分の指の長さ

①第2指(示指)，第3指(中指)の幅の長さ(図28a①, ①')
②第2, 3指の遠位指節間関節の幅の長さ(図28a②)
③第2指や第3指の中手指節間関節までの長さ(図28a③, ③')
④近位指節間関節までの長さ(図28b④, ④')
⑤遠位指節間関節までの長さ(図28b⑤, ⑤')
⑥第3指先端から母指手根中手関節までの長さ(図28b⑥)

図28 内診のため覚えておきたい指の長さ

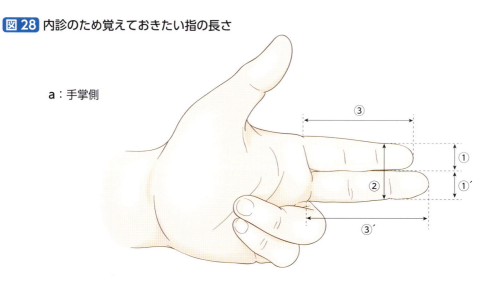

a：手掌側

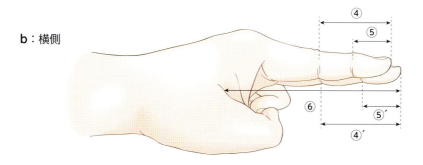

b：横側

展退度を知るための頸管長の長さの測定，産科的真結合線の長さの測定，stationの測定などさまざまな部位の測定に使用できる．

また，第2指（示指）と第3指（中指）を無理なく開いたときの両指間の長さ（図29⑦）や最大限開いた両指間の長さ（図29⑧）を知っておくと，頸管開大度を計測するためのマーキングとなるので便利である．

さらに子宮口が開大した場合は，「左右に残っている頸管の幅」，あるいは「全開大（10 cm）」から逆算して開大度を推定することができる．

t-stationの実測

- 第2指（示指）を伸ばし，第3指（中指）を曲げて坐骨棘を触れ，stationを測定することをイメージしたときの指の間隔を測定しておく（図30a）．
- 第2指の先端で坐骨棘を触知し，母指の付け根あたりで恥骨結合の下縁を触れた状況で，下降した児頭の先端を第3指で触知する．この際，第2指の中手指節間関節部分上縁と曲げた第3指遠位指節間関節部分の距離を知っておくとt-stationが概測できる（図30b）．
- あくまで筆者の指での大まかな概念だが，坐骨棘を触れ大きく拡げた第3指で児頭が触知できるとt-station ＋3程度であり，鉗子が安全に牽引できると判定できる．軽く開いた状態ではt-station ＋2程度であり，恥骨後面の触知できる幅，割合の情報を加味して判断している．

産科的真結合線の推定

第3指（中指）先端で岬角（promontorium）から母指手根中指関節までの長さなど知っておくと，産科的真結合線の長さを推定できる（図31）．

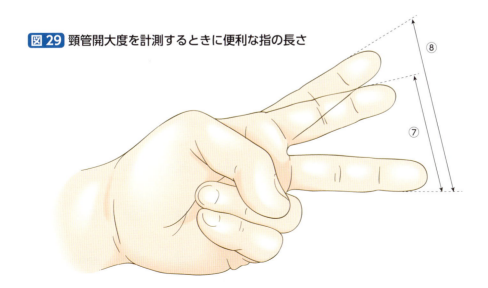

図29 頸管開大度を計測するときに便利な指の長さ

図30 stationを概測するための指の長さ

a：側面

b：手背部

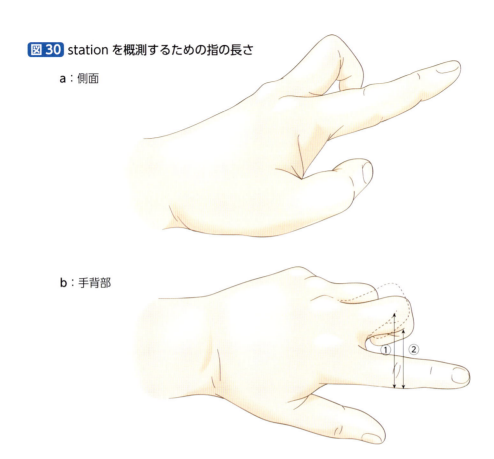

図31 内診における骨盤入口前後径の計測推定法

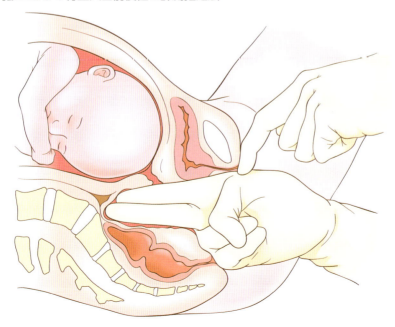

(Williams Obstetrics, 23ed, p.31 より引用)　（竹田　省）

参考文献

1) Takeda,S,Takeda J, Koshiishi T, Makino S, et al：Fetal station based on the trapezoidal plane and assessment os head descent during instrumental delivery. Hypertens Res Pregnancy 2014; 2 :65-71. DOI:10.14390/jsshp.2.65.
2) Takeda s：New Concept of Fatal Station Based on the Trapezoidal Plane (T-Station) ed.Storu Takeda, in New Assessment of Fetal Descent and Forceps. Delivery Springer Singapore. Published: 02 July 2018. DOI:https://doi.org/ 10.1007/978-981-10-4735-0.
3) 武谷雄二, 上妻志郎, 藤井知行, 大須賀 穣 監修:分娩の3要素. 第3版プリンシプル産科婦人科学2. メジカルビュー社, 2014; 111-149.
4) Williams Obstetrics 24rd Edition：Cunningham FG ed. New York McGraw Hill 2010;553-556.
5) Dennen's Forceps Deliveries 4th Edition：Hale RW ed. The American College of Obstetricians and Gynecologists Washington DC 2001; 11-30.
6) 竹田 省：確実な急速遂娩術の選択. 産婦人科の世界 2006; 58: 965-974.

3章

児頭下降度の評価と内診法
経会陰超音波を用いた分娩進行評価

永松　健

経会陰超音波の意義

　内診による分娩進行の評価は，判断が主観的になりやすく，経験を積んだ医療者の間でも検者間誤差が大きく，医療者間で客観的に所見を共有することが難しいといった問題点が指摘されてきた。経会陰超音波法（transperineal ultrasound；TPUS）はそうした内診の欠点を補完する技術として2000年代前半に登場し，各種計測指標が考案されてきた。2018年に国際産婦人科超音波学会が示した分娩室での超音波検査に関するガイドライン[1]において，分娩進行評価のためのTPUS技術を取りまとめて紹介されている。

　TPUSは，児頭の下降度および児頭回旋（特に第2回旋）の客観的評価に特に効果を発揮する。一方で，子宮口の開大，展退，硬さの変化などについてTPUSを用いた評価は難しい。そのため，子宮口全開大後，つまり分娩第2期の分娩進行評価において特にTPUSは有用性を発揮する。

TPUSの実施方法

　撮像は，胎児計測で用いられるコンベックス型の経腹プローベを恥骨下方の陰裂−会陰部に当てて実施する。この際に用いるプローベカバーは，無菌性は必要ないため日常使用の小型のビニール袋を利用できる（図1a）。陰裂の部分にプローブを当てて矢状断もしくは水平断の撮像で観察する（図1b）。陰唇が厚い場合や児頭の位置が高い段階では，会陰側にプローブをずらして強く押し付けながら母体の前方に向かってプローブを傾けることでよりよい画像が得られる。矢状断と水平断のそれぞれで描出される画像で確認される構造について図2に示す。TPUSでは経時的に繰り返し実施することで，矢状断像で骨盤誘導線に沿った児頭の下降の様子を客観的に確認することができる（図3）。また水平断像では，第2回旋に伴い大脳縦裂（内診における矢状縫合）と向きが一致して，水平方向から上下方向へと変化することを画像で視認できる。

　これらの経時的な変化を客観的に数値化する方法として種々の計測指標が考案されており，代表的なTPUSの指標の一覧を表1に示す。そのなかで，従来内診で把握してきた項目との関係が理解しやすい指標として，矢状断で計測するangle of progression（AoP）[2]，head direction（HD）[3]，水平断で計測するmidline angle

児頭下降度の評価と内診法　3章

図1　経会陰超音波の撮像の方法

a：プローブの準備

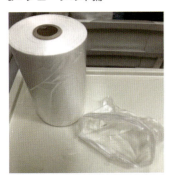

内部に超音波ゼリーを充填してカバーをかぶせて，さらにプローブの探査面にもゼリーを乗せる。

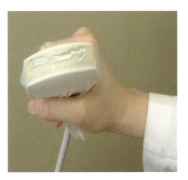

b：プローブの当て方
矢状方向，水平方向のそれぞれの撮像で上下方向の位置およびプローブの傾斜を調整して適切な画像が出るように調整する。

矢状断像

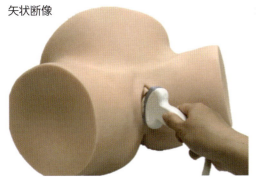

水平断像

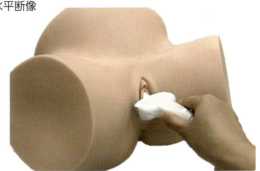

図2　矢状断像と水平断像で確認する構造

矢状断像

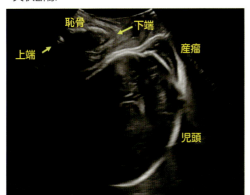

水平断像

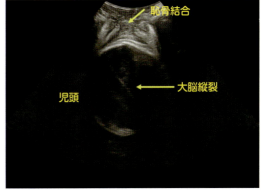

＊恥骨の上下端が画面の水平方向
＊児頭骨の1/2周以上が確認できる

＊恥骨結合が画面の正中に確認できる
＊大脳縦裂が児頭の真ん中に明瞭に描出

57

図3 TPUSの矢状断像における骨盤腔内の児頭下降のイメージ

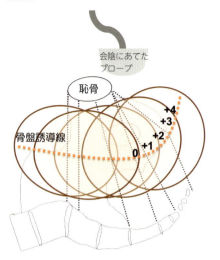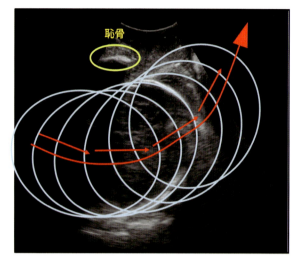

恥骨の下を潜り抜けて徐々に進行方向が垂直方向に変化しながら骨盤誘導線に沿って，児頭が下降する。

表1 各種TPUSの計測指標と測定意義

矢状断で計測

名称	測定方法	測定の意義
angle of Progression (AoP, AP)[2]	恥骨結合部における恥骨断面の長軸の方向と恥骨結合下端から児頭骨への接線の方向のなす角度	児頭下降度のstationと直線的に相関 stationを直接的に反映
head direction (HD)[3]	矢状断で確認される児頭骨の長軸方向の向きと恥骨断面の長軸方向のなす角度	骨盤内での児頭最大周囲径の位置および第2回旋の状態を反映 鉗子・吸引分娩の適位の判断に有用
progression distance (PD)[10]	恥骨断面の長軸方向との垂直な線を恥骨結合下端から下してそこから児頭がさらに前方に最も突出している部分までの距離	児頭下降度を間接的に反映
head-symphysis distance (HSD)[11]	恥骨結合下端から児頭骨までの最短距離	児頭下降度を間接的に反映

水平断で計測

名称	測定方法	測定の意義
midline angle (MA, MLA)[4]	恥骨結合から母体の前後方向に引いた垂線と大脳縦裂の方向のなす角度	矢状縫合の向きと一致 第2回旋の状態を直接的に示す 経腹法と組み合わせて児頭前後方向を確認する
head-perineum distance (HPD)[12]	会陰部（プローブの先端）から児頭骨までの最短距離　station 0が35mm程度	児頭下降度を間接的に反映

図4 angle of progression (AoP), head direction (HD), midline angle (MA) の計測

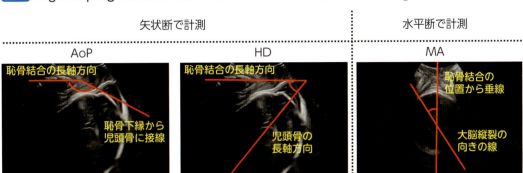

図5 angle of progression と station の関係

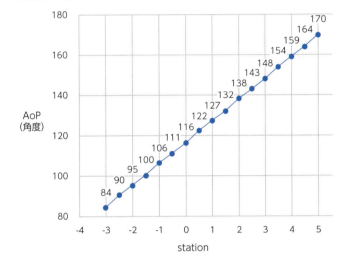

（Tutschek B, et al:Ultrasound Obstet Gynecol 2013; 41: 425-429 のデータから作図）

station と angle of progression (AoP) の相関を左図グラフに示す。station が1変化すると，AoP は約10°変化し互いに直線的な相関を示す。

station	AoP（°）
0	110〜120
+1	120〜130
+2	130〜140
+3	140〜150
+4	150〜160
+5	>170

ステーションに対応した AoP の目安

(MA)[4] について図4に計測方法を示す。

児頭下降度の評価

angle of progression (AoP) は内診における station と直線的に相関しており，station と対応させて同義の指標として用いることができるため有用性が高い。図5に AoP と station の相関について具体的な数値データを示す。

station 0は115°（測定誤差を含めて110〜120°程度）として station が1変化するごとに AoP の計測値は10°程度の変化に相当する[5]。head direction (HD) は恥骨結合長軸方向と，児頭の長軸方向とのなす角度を示しており，骨盤腔内の児頭

の最大周囲径の位置（在），第2回旋の状況を間接的に反映する指標である。児頭の下降に伴い，長楕円形に描出される児頭の長軸方向（おおむね児頭の小斜径断面と直行する方向）が骨盤底側に向かうhead down，恥骨結合と並行した方向に向かうhorizontal，プローブを当てている会陰方向に向かうhead upへと変化して角度が増加していく。後述のように，HDは器械分娩の適位と密接に関係し，AoP（station）だけでは見誤りやすい実施の難易度の判断を補完する指標である。

第2回旋の評価

　水平断で計測されるmidline angle（MA）は大脳縦裂の向きを見る指標であり，児頭骨の矢状縫合と大脳縦裂の方向とが一致するのでMAの計測は第2回旋の評価となる。児頭の位置が高い段階では描出が困難であるが，第2回旋の評価の重要性が高まるstation 0以降の児頭が骨盤内に嵌入してきた段階では評価が可能である。TPUSの水平像だけでは児頭の前後方向の把握が難しい場合は，経腹法を合わせて実施する。恥骨上の腹壁にプローブを当てて，児の眼窩の位置や脊椎の位置を確認することで確実に，前方前頭位と前方後頭位を鑑別できる。また，大脳縦裂が正中から左右のいずれかに極端に偏った位置に見えたり，側頭部の深い脳溝が見える場合は不正軸進入が疑われる。

　また，第2回旋の異常がある場合は，AoPの値に比べてHDのhead upが乏しいことをきっかけに認識することも可能である。例えば，AoPが150°を超えてstation +3以上であるにもかかわらずHDが20°以下などの場合は前方前頭位や低在横低位を疑い，MAおよび経腹超音波法で回旋状態を確認することが重要である。

分娩停止の判断と分娩様式の決定

　子宮口開大度と児頭下降度（station）の経時的な変化は，経腟分娩の成功予測において重要性が高い要素である。それらの変化をパルトグラム上に図示して正常経過からの遅延を認めた場合に，医療介入の必要性を判断することが一般的である。stationの代替としてAoPを用いるなどの方法で，TPUSの指標の経時的変化を図示することでより客観的に分娩進行を判断しようとする「ソノパルトグラム」の概念[6]が提唱されている。初産婦60例について，陣痛発来後のAoPの推移を示したものを図6に示す。最終的に分娩停止と判断して帝王切開となった産婦では，すべてAoPが120°前後で長く停滞しており，130°を超えた産婦では自然分娩もしくは器械分娩により経腟分娩を完遂できている様子が確認できる。これは，AoP120°はstation 0～+1に相当し，一般的に児頭最大径が骨盤入口面を超える段階に相当する。つまり，AoP120°で児頭下降が停滞する状況は児頭が小骨盤腔内に嵌入できない状態を意味していると解釈できる。AoPの経時的変

図6 経会陰超音波による分娩様式の転帰予測

初産 60 例について陣痛発来後の時間経過に伴う AoP 変化と分娩様式の転帰を図に示した。
胎児機能不全による器械分娩・帝王切開は除外。
— : 帝王切開, — : 鉗子吸引分娩, — : 自然経腟分娩。

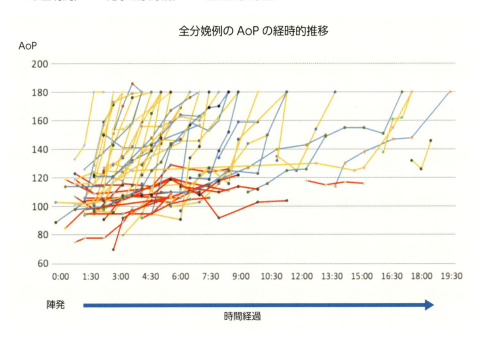

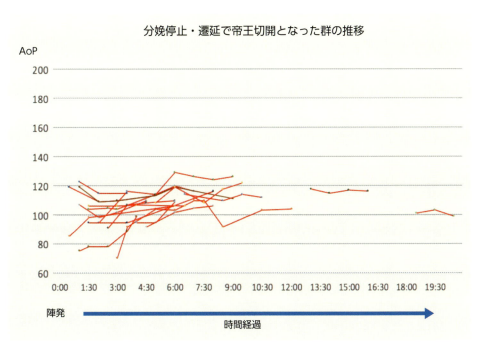

図7 TPUS計測指標を用いた鉗子分娩の判断

経会陰超音波のAoPとHDの経時的推移をソノパルトグラムとして記録。
a：AoP，HDが経時的に順調に増加して自然娩出となっている様子。
b：AoPおよびHDの掲示的変化が乏しくなり，鉗子分娩実施可能な数値であることに基づいて鉗子分娩を決定。

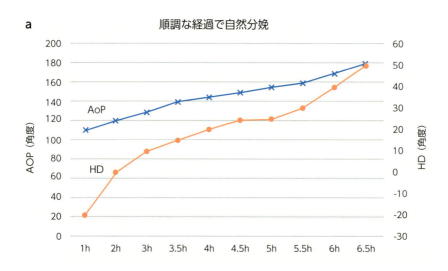

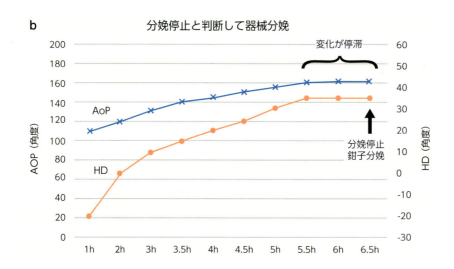

化に基づいた判断として，120°を順調に超えてさらに進行するかどうかが，帝王切開の必要性を判断するうえで重要な目安となる。

　一方で，児頭の最大周囲径が骨盤入口面を通過すると，児頭骨盤不均衡は否定的となり，ほとんどの場合に最終的に経腟分娩が可能な状態となる。ただし，その後のAoPの増加が次第に停滞して140°を超えてから娩出に至らない場合は，

表2 前方後頭位において成功性が高いと判断される鉗子適位の目安：内診所見と TPUS の指標の関係性

評価項目	内診所見	TPUSの指標
在（最大周囲径の位置）	低中在－低在 （前方側恥骨の裏面がほぼ触れず，後方は児頭が骨盤底に着底）	HD が明らかに head up の状態（30°以上程度）
児頭先進部の位置	陣痛間欠期に station が＋3以上	陣痛間欠期に AoP が150°以上
泉門の位置と矢状縫合の向き	矢状縫合がほぼ縦径 （斜め45°以内） 小泉門が前方産道中央に近い位置	MA が45°以内 小泉門の位置は直接的判断はできない，経腹法で児の頚椎が母体前方にあることで前方後頭位を確認

器械分娩の実施を検討する必要が生じる。

　AoP120°を超えて，その後に自然分娩例となる場合と，分娩停止による器械分娩となる場合のそれぞれの典型的なパターンついて，AoP と HD の経時的な変化（ソノパルトグラム）を図7に示す。自然分娩に至る場合は，AoP と HD がそれぞれ順調に増加して分娩に至るのに対して，AoP および HD の変化が停滞して1時間以上変化を認めない場合は，自然娩出の可能性は低くなり器械分娩の必要性の判断を要する。

急速遂娩実施可能性の判断

　分娩第2期において急速遂娩が必要となった場合に，鉗子（吸引）分娩での娩出が可能であるかという「適位」を判断することは極めて重要である。確実に娩出ができると判断できる状況においてのみ器械分娩を実施することが許容される。しかし，内診は産瘤や児頭応形が強い場合は，児頭下降の状態や回旋を見誤るリスクをはらんでいるため，TPUS を合わせて実施することで，客観性と精度の面で「適位」の判断の向上につながる。鉗子分娩の「適位」となる TPUS 指標については いまだ確立してはいないが，重篤な合併症の発生がなく娩出成功となる可能性が 高い AoP のカットオフ値として努責時155°前後，間欠期145°前後が示され，HD や progression distance（PD）との組み合わせることで予測性が高まるという 報告がある[7~9]。

　一般的に前方後頭位の状況で鉗子分娩を安全に実施できる目安となる内診所見（低中在以下，station ＋3以上，矢状縫合が45°以内）に対応する TPUS の計測指標の状態ついて表2に示す。TPUS の指標が表2の状況にあり，AoP が150°以上でHD が30°以上程度 head up の状況にあれば，ネーゲリ鉗子は比較的容易に挿入・

図8 第2回旋の修正前後のTPUSの変化

前方前頭位から前方後頭位への回旋の修正を実施。
反時計回りに回旋させて後頭部が5時から1時の位置に移動している。
矢状断でAoPとHDがいずれも回旋前と比較して回旋後に大きく増加した。

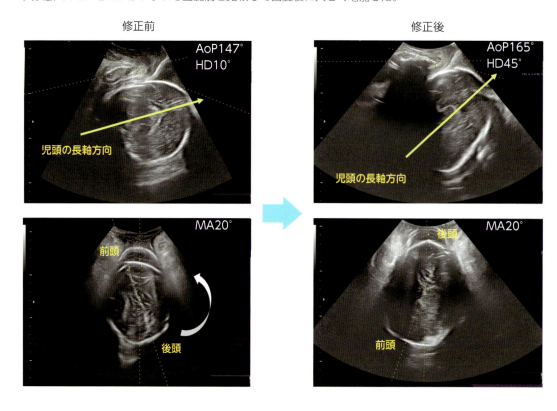

合致ができて鉗子柄は2位の方向となり，2位から3位に向けて牽引を実施すると娩出となる。高中在（AoP 130－140°程度）や前方前頭位に対する鉗子分娩は高い技能が必要であるため，十分に習熟した術者による実施が適切である。また，前方前頭位で回旋修正を行わずにそのまま牽引する場合は，AoPが170°以上かつHDでhead upが確認できる状態において実施することが娩出の難易度の観点から望ましい。

児頭下降不良の原因が前方前頭位，あるいは低在横定位などの第2回旋の異常である場合は，用手回旋もしくはキーラン鉗子により前方後頭位に回旋を修正することが，安全に娩出を実施するための選択肢となる。一方で，児頭の位置が高い段階（station +2未満など）で自然回旋が期待できる状況において過剰な回旋修正の介入を行うことは臍帯脱出などのリスクを伴うため避けるべきである。TPUSは回旋修正の適切な介入のタイミング決定や，修正状態の把握に活用できる。

図8に用手回旋により第2回旋の修正を行った症例のTPUSの様子を示す。この症例では，11時方向に前頭部がある前方前頭位の状況でAoP147°（station +2〜

+3）で停滞している状態に対して，用手回旋により反時計回りに回旋を誘導して1時方向に後頭部が移動して前方後頭位となり，かつ小泉門側が先進部に変化してHDが増加し，AoPも増加して順調に進行して自然娩出となった。このように，第2回旋の修正介入のタイミングとしては，AoPが150°程度まで下降して自然回旋が生じないままAoPの変化が長時間（1時間以上など）停滞した状況などが適切と考えられる。

文献

1) Ghi T, Eggebø T, Lees C, et al: ISUOG Practice Guidelines: intrapartum ultrasound. Ultrasound Obstet Gynecol 2018; 52: 128-139.
2) Barbera AF, Pombar X, Perugino G, et al: A new method to assess fetal head descent in labor with transperineal ultrasound. Ultrasound Obstet Gynecol 2009; 33: 313-319.
3) Henrich W, Dudenhausen J, Fuchs I, et al: Intrapartum translabial ultrasound (ITU): sonographic landmarks and correlation with successful vacuum extraction. Ultrasound Obstet Gynecol 2006; 28: 753-760.
4) Ghi T, Farina A, Pedrazzi A, et al: Diagnosis of station and rotation of the fetal head in the second stage of labor with intrapartum translabial ultrasound. Ultrasound Obstet Gynecol 2009; 33: 331-336.
5) Tutschek B, Torkildsen EA, Eggebø TM: Comparison between ultrasound parameters and clinical examination to assess fetal head station in labor. Ultrasound Obstet Gynecol 2013; 41: 425-429.
6) Dira LM, Tudorache S, Antsaklis P, et al: Sonographic Evaluation of the Mechanism of Active Labor (SonoLabor Study): observational study protocol regarding the implementation of the sonopartogram. BMJ Open 2021; 11: e047188.
7) Sainz JA, Garcia-Mejido JA, Aquise A, et al: Intrapartum transperineal ultrasound used to predict cases of complicated operative (vacuum and forceps) deliveries in nulliparous women. Acta Obstet Gynecol Scand 2017; 96: 1490-1497.
8) Cuerva MJ, Bamberg C, Tobias P, et al: Use of intrapartum ultrasound in the prediction of complicated operative forceps delivery of fetuses in non-occiput posterior position. Ultrasound Obstet Gynecol 2014; 43: 687-692.
9) Bultez T, Quibel T, Bouhanna P, et al: Angle of fetal head progression measured using transperineal ultrasound as a predictive factor of vacuum extraction failure. Ultrasound Obstet Gynecol 2016; 48: 86-91.
10) Dietz HP, Lanzarone V: Measuring engagement of the fetal head: validity and reproducibility of a new ultrasound technique. Ultrasound Obstet Gynecol 2005; 25: 165-168.
11) Youssef A, Maroni E, Ragusa A, et al: Fetal head-symphysis distance: a simple and reliable ultrasound index of fetal head station in labor. Ultrasound Obstet Gynecol 2013; 41: 419-424.
12) Eggebø TM, Gjessing LK, Heien C, et al: Prediction of labor and delivery by transperineal ultrasound in pregnancies with prelabor rupture of membranes at term. Ultrasound Obstet Gynecol 2006; 27: 387-391.

4章

急速遂娩術

関　博之

急速遂娩術（吸引・鉗子遂娩術と帝王切開術）とは

　急速遂娩とは，妊娠中または分娩経過中に，母体あるいは胎児に生命の危険や回復不可能なほどの障害を残す可能性があるような異常事態が発生した場合，あるいは今まさに発生するであろうと予想されるような場合に，直ちに胎児を娩出し，短時間で分娩を終了させることにより，母児双方を救命し治療することを目的とした緊急回避手段である。従って，急速遂娩術は可及的速やかに完遂することが極めて重要である。

　急速遂娩術としては，鉗子遂娩術，吸引遂娩術，帝王切開術がある。子宮口の開大度や児頭の下降度により，直ちに経腟分娩が可能と判断できれば，鉗子分娩術あるいは吸引分娩術が選択され，直ちに経腟分娩を行うことが不可能と判断されれば，帝王切開術が選択される。

　いずれの方法も，母体および胎児に対して侵襲があるので，産科医は急速遂娩術の実施に際しては，その要約を熟知し，適応を的確に判断できる能力を養い，あわせて鉗子・吸引分娩術や帝王切開術の手技に習熟しておく必要がある。

鉗子分娩と吸引分娩の差異

　2010年に『Cochrane review』で鉗子分娩と吸引分娩に関する統計データの比較研究が2件報告[1,2]され，およそ10年後に同じような報告[3]がなされた。それらの報告を表1[1]と表2[3]に示した。その結果は，およそ10年経過してもほとんど変わっていない。

　すなわち，吸引分娩は明らかに軟産道裂傷の頻度が低く，分娩時の麻酔頻度や分娩時・産褥期の疼痛も少なく，母体への傷害が少ない。一方，胎児への影響をみると，2010年のデータにおいては（2021年のデータには胎児損傷のデータがない），頭血腫や眼底出血は吸引分娩のほうが明らかに多いのに対し，頭蓋および顔面損傷や臍帯動脈血pH7.200未満の症例は有意差はないもの，やや鉗子分娩に多い傾向がみられたが，児への傷害に関しては両者に有意差はなかった。わが国では，鉗子分娩における児の損傷や臍帯動脈血pH7.200未満の症例は多くない。

表1 吸引分娩と鉗子分娩における比較成績（1）

吸引分娩 対 鉗子分娩	Odds ratio（95%CI）
不成功率	1.69（1.31〜2.19）
帝王切開になった頻度	0.56（0.31〜1.02）
麻酔の使用	0.59（0.51〜0.68）
母体損傷	0.41（0.33〜0.50）
分娩時疼痛	0.77（0.53〜1.14）
母の児に対する不安	2.17（1.19〜3.94）
会陰疼痛（24時間後）	0.54（0.31〜0.93）
1分後低Apgarスコア（7未満）	1.13（0.76〜1.68）
5分後低Apgarスコア（7未満）	1.67（0.99〜2.81）
頭血腫	2.38（1.68〜3.37）
頭蓋・顔面損傷	0.89（0.70〜1.13）
光線療法	1.08（0.66〜1.77）
眼底出血	1.99（1.35〜2.96）
新生児死亡	0.80（0.18〜3.52）
新生児再入院やフォローアップ	1.33（0.58〜3.05）
新生児聴覚障害	1.66（0.54〜5.06）
新生児斜視や視覚障害	1.38（0.47〜4.05）

（Johnson RB, et al: Cochrane Databese Syst Rev 2010; (2): CD000224より引用）

表2 吸引分娩と鉗子分娩における比較成績（2）

	吸引分娩	鉗子分娩	相対危険度（95%信頼区間）
不成功率	13.7%（137/1000）	7.9%（79/1000）	0.58（0.39〜0.88）
母体損傷	92.5%（925/1000）	95%（950/1000）	1.53（0.98〜2.40）
胎児損傷	著者からの報告なし		
会陰裂傷（Ⅲ度＋Ⅳ度）	8.2%（82/1000）	15%（150/1000）	1.83（1.32〜2.55）
分娩後異常出血（≧500mL）	2%（20/1000）	3.5%（35/1000）	1.71（0.59〜4.95）
5分後低Apgarスコア（<7）	2.8%（28/1000）	2.3%（23/1000）	0.83（0.46〜1.51）
低臍帯動脈血pH（pH<7.200）	10.6%（106/1000）	14.1%（141/1000）	1.33（0.91〜1.93）

（Verma GL, et al: Cochrane Databese Syst Rev 2021; 9: CD005455より引用）

このような相違（欧米では，わが国より鉗子分娩による児の損傷や臍帯動脈血pH7.200未満の症例が多い傾向にある）がみられる理由は，欧米ではわが国と異なりmid forceps（児頭がStation 0 〜 +2の位置にあるものを牽引する時に使う言葉で，わが国の中在鉗子ではなく高在鉗子に当たる。わが国では高在鉗子は禁忌）が行われているためと推測される。表1で，吸引分娩の不成功率が鉗子分娩より低く，帝王切開に移行した頻度も鉗子分娩より吸引分娩が低いのはそのためと考えられる。mid forcepsの母児の予後はlow forcepsやoutlet forcepsより悪く[4〜6]，近年はあまり推奨されないため，2021年の報告ではおそらくmid forcepsがあまり行われなくなり，その結果，不成功率が吸引分娩より低くなったと推測される。

　以上の『Cochrane review』の成績は，以下の結論を示唆している。すなわち，「鉗子分娩は吸引分娩より牽引力が強く，回旋異常にも対応できるため，吸引分娩では娩出困難な症例でも，適応と要約を守れば経腟分娩を完遂することができる」。また，「金属でできた鉗子で胎児の頭を挟むので（実際には，正しく鉗子分娩を行えば，児頭を圧迫する力はほとんど加わらない），鉗子分娩は児にとっても危険であるという印象を与えがちであるが，要約と適応を守り正しく行えば，児への損傷は吸引分娩と差がないかむしろ少ない」ことを示している。これが鉗子分娩の優れた点である。

　しかし，牽引力が強いことは逆に欠点にもなり，母体の軟産道裂傷のリスクを増加させ，裂傷の重症度を増すことになる。一方，吸引分娩で児の損傷が少なくない原因は，技術的に比較的容易で，母体損傷のリスクが低いという利点がかえって安易に吸引分娩を行う結果となり，特に児頭の位置の高い症例では，吸引分娩での事故を増加させているという皮肉な結果をもたらしていると推測される。

　一言で鉗子分娩と吸引分娩の相違について述べるとすれば，牽引力の強さの相違ということになる。鉗子分娩は，要約と適応を守り，正しい方向に牽引すれば1回の牽引で確実に娩出できる。一方，吸引分娩は児頭と軟産道の間の静止摩擦力が吸引圧より大きければ，適応と要約を守り，正しい方向に牽引しても理論的には娩出できないことになる。従って，児頭が嵌入していても鉗子では牽引が許されていないstation +2より高位の状態での吸引分娩や児が大きめ，あるいは骨盤が狭くCPDが疑われる症例に対して試験的に行われる吸引分娩，などにおいては容易に滑脱することが予想され，このような症例に対する吸引分娩は短時間で経腟分娩が完遂できない可能性を認識し，初めから帝王切開を選択するか，吸引分娩を選択するのであれば「20分5回以内」に分娩が完遂できない場合，直ちに帝王切開に移行することを念頭に置いて施行しなければならない。

　すなわち，「産婦人科診療ガイドライン産科編2023」（以下：ガイドライン）でも，むやみに児頭位置が高い状況から実施するのではなく，より成功が見込める児頭位置（station +2より下降）まで待って行うことを推奨し，「20分5回以内」の

牽引で娩出すべきであることを解説しているゆえんである[7]。「ガイドライン」では吸引分娩の施行条件は児頭が嵌入していること（station 0）であるのに対し，鉗子分娩は中在（station +2）以下であることとなっている。**鉗子分娩より牽引力が弱い吸引分娩が，鉗子分娩より児頭下降度の高い症例の牽引を許容しているのは理論的に矛盾があり，再検討が望まれる**[8]。

急速遂娩の問題点―産科医療補償制度の視点から―

産科医療補償制度「再発防止に関する報告書」（表3[9]）によれば，2009 〜 2017年までの分析症例中の吸引分娩数は429例であった。吸引分娩の牽引回数をみると，5回以内が平均74.1%，6回以上が平均7.2%，不明が18.7%で，5回以内の牽引はこの9年間で70%台を上下していて減少傾向はみられず，確実に5回以内の牽引回数に止めるという意識が高いとはいえない。滑脱回数が増え，娩出までに時間がかかればかかるほど，児の状態を悪化させ，頭血腫や帽状腱膜下血腫の頻度が増えることになる。従って，**牽引回数を可能な限り少なくし，急速遂娩を決定してから可能な限り短時間で分娩を完遂することが重要である。**

表4[10] は産科医療補償制度の補償対象となった脳性麻痺事例のうち，2022年12月末までに原因分析報告書を送付した事例3,442件を分析対象としたもので，急速遂娩決定から児娩出までの時間を示したものである。

表4に示されるように，「不明」を除くと，吸引分娩では娩出までに60分以上かかったものが6.7%（8/120），吸引分娩から帝王切開術に移行したもので60分以上かかったものが44.4%（20/45）みられた。同様に鉗子分娩においても，「不明」を除いた鉗子分娩で60分以上かかったものは7.1%（1/14），「その他」（吸引，鉗子から緊急帝王切開術を実施）で60分以上かかったものは44.4%（20/45）で，

表3 吸引分娩における牽引回数

出生年	2009	2010	2011	2012	2013	2014	2015	2016	2017
吸引が行われた事例	58	59	53	54	41	39	46	49	30*
総牽引数5回以内（%）	81.0	67.8	58.5	81.5	75.6	79.5	76.1	73.5	73.3
総牽引数6回以上（%）	5.2	11.9	11.3	5.6	9.8	5.1	4.3	8.2	3.3
総牽引数不明	13.8	20.3	30.2	13.0	14.6	15.4	19.6	18.4	23.3

＊確定している補償対象事例のうち，約3割は原因分析報告書未送付事例であり，集計対象に含まない。

（日本医療機能評価機構再発防止委員会：2024：50より引用）

表4 急速遂娩決定から児娩出までの時間

	吸引分娩	鉗子分娩	帝王切開術	吸引から鉗子	吸引から帝切	その他
30分未満	89	11	414	5	6	2
30分以上〜60分未満	23	2	425	1	19	2
60分以上	8	1	508	0	20	1
不明	220	14	340	12	58	12
合計	340	28	1687	18	103	17

注1)「急速遂娩」は，吸引分娩，鉗子分娩，緊急帝王切開術を実施したものである。
注2)「その他」は，吸引，鉗子から緊急帝王切開術を施行した事例等である。
注3)「不明」は，急速遂娩の決定時刻が不明なものである。

(日本医療機能評価機構再発防止委員会：2024：73より引用)

本来，牽引力が吸引より強い鉗子にもかかわらず，60分以上娩出にかかっている割合が吸引分娩と等しい。要約と適応をきちんと守れば，原則として1回の牽引で娩出できるのが鉗子分娩の利点である。

この利点が生かされていない理由は，鉗子の適応や要約の理解，鉗子の装着や牽引に関する技術の習得が不十分であることを示唆していると考えられる。鉗子の適応や要約の理解や鉗子の装着や牽引に関する技術の習得の徹底が強く望まれる。鉗子分娩もおいても吸引分娩においても，帝王切開に移行した症例の44.4%が急速遂娩決定から児娩出までの時間が60分以上かかっていた。急速遂娩は可及的速やかに完遂すべきであるという観点からは大いに問題がある。

そのほか，個々の症例分析において，高い位置からのクリステル胎児圧出法を併用した吸引分娩を何回も行った症例やその結果子宮破裂を起こした症例，吸引を開始したものの娩出できず牽引をいったん中止して経過をみ，再度吸引した症例，娩出できるか否かわからないほど高い位置からの試験的な吸引を行った症例なども含まれていた。これらの症例は，鉗子分娩より牽引力の弱い吸引分娩で，鉗子分娩では牽引することが認められていない，すなわち鉗子分娩では要約を満たしていない（吸引分娩の要約は満たしているが，このような事例がみられることは，吸引分娩の要約を再考する必要があることを示唆している）症例を牽引した結果である。また，急速遂娩とは前述したように，直ちに胎児を娩出し，短時間で分娩を完遂させるべきものであるにもかかわらず，吸引分娩が不成功に終わった後，すなわち，急速遂娩が完遂されていないにもかかわらず経過を観察した症例もある。**急速遂娩は，可及的速やかに完遂すべき事項であることを改めて認識する必要がある。**

吸引・鉗子分娩の不成功例の帝王切開への移行

「ガイドライン」には，急速遂娩を決定してから，すなわち，胎児機能不全と診断してからいつまでに児を娩出しなければならないか示されていない。牧野ら[11, 12]は，「ガイドライン」に掲載されている5段階の胎児心拍数波形のレベル分類[13]に時間軸を加えることで胎児アシドーシスを予知できるか否か検討した。レベル3に該当する一過性徐脈症例（遷延一過性徐脈，遅発一過性徐脈，高度変動一過性徐脈）が臍帯動脈血pH7.2未満になるのは33.5分であった。また，高度変動一過性徐脈で臍帯動脈血pHが7.25，7.20，7.15，7.10，7.05未満になるのは，それぞれ22.5分，33.5分，34.5分，43.5分，44.5分であった。

すなわち，急速遂娩を決定したら遅くとも30～35分で分娩を完遂することが求められる。また，別の報告[14]を表5に示すが，これでも30分以内の分娩の完遂が求められる。

「医療補償制度再発防止に関する報告書」によれば，急速遂娩決定から児娩出までの時間（表4）は，時間が確認された症例に限ってみれば，30分未満での娩出は，吸引分娩で74.2%（89/120），鉗子分娩で78.6%（11/14），帝王切開で30.7%（414/1347），吸引分娩から鉗子分娩への移行で83.3%（5/6），吸引分娩から帝王切開への移行で13.3%（6/45）で，特に帝王切開あるいは帝王切開への移行の場合に，時間の短縮が強く望まれる。

しかし，一次医療施設では，特に夜間での緊急帝王切開，あるいは鉗子分娩・吸引分娩から帝王切開への移行を短時間で行うことは簡単ではない。**急速遂娩決定から娩出までの時間を可能な限り短縮するためには，夜間に吸引分娩，鉗子分娩を行う場合は，要約と適応を守ったうえで，特に吸引分娩においては，児頭の高さを正確に評価し確実に娩出できる位置（どんなに高くてもstation＋2より下降している）まで下降した症例に限り行うことが推奨される。また，夜間の緊急帝王切開に対応できるよう，各医療圏であらかじめシステムを構築しておく必要がある。**

表5 分娩時の異常胎児心拍パターンと児娩出までの目標時間

持続性徐脈	15分（17分）以内
（遷延一過性性徐脈の前に遅発一過性徐脈）	13±6.5分（子宮破裂）
遅発一過性徐脈	28分以内
高度変動一過性徐脈	30分（33.5分）以内

（竹田 省：日産婦誌 2018；70：2480-2484より引用）

参考文献

1) Johanson RB, Menon BK: Vacuum extraction versus forceps for assisted vaginal delivery. Cochrane Database Syst Rev 2010;（2）：CD000224.
2) O'Mahony F, Hofmeyr GJ, Menon V: Choice of instruments for assisted vaginal delivery. Cochrane Database Syst Rev 2010;（11）：CD005455.
3) Verma GL, Spalding JJ, Wilkinson MD, et al: Instruments for assited vaginal birth（Review）. Cochrane Database Syst Rev 2021; 9: CD005455.
4) Lowe B：Fear of failure: A place for the trial of instrumental delivery. BJOG 1987; 94: 60-66.
5) Arya LA, Jackson ND, Myers DL, et al: Risk of new-onset urinary incontinence after forceps and vacuum delivery in primiparous women. Am J Obstet Gynecol 2001; 185: 1318-1323.
6) Fitzpatrick M, Behan M, O'Connell PR, et al: Randomized clinical trial to assess anal sphincter function following forceps or vacuum. BJOG 2003; 110: 424-429.
7) 日本産科婦人科学会／日本産婦人科医会編集・監修：CQ406吸引・鉗子娩出術，子宮底圧迫法の適応と要約，および実施時の注意点は？．産婦人科診療ガイドライン産科編2023. 2023, 213-218.
8) Seki H: Complications with vacuum delivery from forceps-delivery perspective: Progress toward safe vacuum delivery. J Obstet Gynaecol Res 2018; 44: 1347-1354.
9) 日本医療機能評価機構再発防止委員会：第14回産科医療補償制度　再発防止に関する報告書　―産科医療の質の向上に向けて―. 2024, 50.
10) 日本医療機能評価機構再発防止委員会：第14回産科医療補償制度　再発防止に関する報告書　―産科医療の質の向上に向けて―. 2024, 73.
11) 牧野真太郎：シンポジウム1　子宮内環境から見た胎児well-being評価法の検討　1）胎児心拍数波形レベルと時間軸を用いた胎児well-being評価. 日産婦誌 2016; 64: 2595-2601.
12) Makino S, Hirai C, Itakura A, et al: Relationship between fetal hear rate patterns and a time course for evaluation of fetal well-being: "the 30 minutess rule" for decision of mechanical delivery. Taiwan J Obstet Gynecol 2017; 56: 788792.
13) 日本産科婦人科学会／日本産婦人科医会編集・監修：CQ411胎児心拍数陣痛図の評価法とその対応は？　産婦人科診療ガイドライン産科編 2023. 2023, 233-237.
14) 竹田　省：急速遂娩〜産科医療補償制度原因分析報告書からの教訓〜急速遂娩のための適切な判断と方法とは〜鉗子遂娩術を中心に〜. 日産婦誌 2018; 70: 2480-2484.

5章

陰部神経麻酔

竹田　省

器械分娩の麻酔

　吸引分娩や鉗子分娩において装着牽引操作そのものに麻酔は必要なく，器械分娩で増加する軟産道裂傷，特に重篤な肛門括約筋損傷を防止するための会陰切開を行うために施行する。鉗子分娩では，腟壁，会陰筋の伸展，弛緩のためや鉗子挿入時に腟壁児頭間にスペースがなく，内診指挿入で苦痛や疼痛を訴える場合に両側陰部神経麻酔を施行する。経産婦の吸引分娩などの症例によっては，会陰切開が必要でない場合もあり得ると思われるが，その場合麻酔は必要ない。無痛分娩のため硬膜外麻酔や脊髄くも膜下硬膜外併用麻酔を行っている場合は当然追加の局所麻酔は必要ないが，外陰や会陰部の麻酔効果範囲を施行前に確認する必要がある。

　会陰切開や術後裂傷の縫合のための麻酔であるため，局所浸潤麻酔か陰部神経麻酔が用いられる。陰部神経麻酔は，経腟アプローチではKobak針が必要であるが，カテラン針を用いて経会陰アプローチもできる。陰部神経麻酔の特徴は，神経分枝する前の本幹をブロックするため，外陰，会陰など広範囲を麻酔できる。外肛門括約筋を支配する下直腸神経も通常ブロックされるため括約筋の弛緩が得られ，括約筋損傷時の縫合が容易となる。両側陰部神経をブロックすると陣痛が弱まることもあるので注意する。会陰切開を入れる側のみ施行するが，疼痛が強い場合は両側ブロックする。また，裂傷が両側に及んだり，外肛門括約筋断裂などⅢ度，Ⅳ度裂傷の場合は対側もブロックする。

陰部神経麻酔

　陰部神経（S2～4）は，体性神経で会陰の筋群と会陰の皮膚の知覚を支配している。大坐骨孔を通り坐骨棘外側を内陰部動静脈と並走してくぐり，内閉鎖筋の筋膜で覆われた陰部神経管（アルコック管）を通って外陰，会陰，肛門部に分布する。外肛門括約筋に分布する下直腸神経，会陰神経，陰核背神経に分枝する[1]。会陰切開術や会陰裂傷，腟壁裂傷，外陰裂傷縫合時など陰部神経支配領域の麻酔に用いられる（図1）[2]。骨盤位牽出術時に会陰筋の弛緩，会陰・腟の伸展のため

図1 陰部神経麻酔の陰部神経支配領域

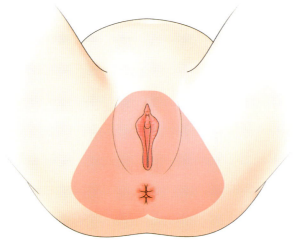

(竹田　省：産婦人科外来診療・小手術の局所浸潤麻酔・伝達麻酔．メジカルビュー社，2022，p.138，図1 より引用)

や鎮痛のために行うこともある。会陰Ⅲ度，Ⅳ度裂傷縫合時の麻酔には有用で，外肛門括約筋や会陰筋の弛緩が得られるため縫合が容易となる。特に外肛門括約筋損傷時，損傷部が開離し，断端が組織内に埋没しわかりにくく，また，断裂縫合部に緊張がかかるため，縫合不全や針糸による筋断裂が起こりやすい。麻酔により筋弛緩が得られるため，確実に縫合できる。

　腟内からアプローチする方法と経会陰的にアプローチする方法がある（図2, 3）[2]。腟内からの陰部神経ブロックはKobak針が必要であるが，坐骨棘をマーカーにしているため単純な操作で失敗率も少ない。内診指で坐骨棘を触知し，Kobak針の先端を坐骨棘の直下に誘導し，針を10～15mm刺入し，薬液を3～5mL注入する。通常，薬液は1％リドカイン（キシロカイン，極量200mg）や1％メピバカイン（カルボカイン，極量500mg）を使用するが，創部が広範囲だったり外肛門括約筋などの筋弛緩を強く求める場合は2％リドカインを使う場合もある。メピバカインのほうが多い溶液量を使用できるが，いずれにせよ局所麻酔薬中毒には注意する。陰部神経の外側には内陰部動脈，静脈が並走しているため，必ず試験吸引し，血管内誤投与がないように留意する。

　血管を穿刺した場合，抜去し，しばらく圧迫した後，再穿刺する。3～5分すると効きはじめ，5～10分には麻酔レベルに達する。効果は肛門周囲の皮膚を刺激すると肛門括約筋反射が生じるが，その反射の消失で確認できる。両側効かせたい場合は，対側にも施行する。殿部皮膚からアプローチする場合は，腟からの坐骨棘を触知した内診指に向けて注射針を刺入し，その先端を坐骨棘下端外側に薬剤を注入する（図3）[2]。

図2 陰部神経麻酔の腟内からのアプローチ

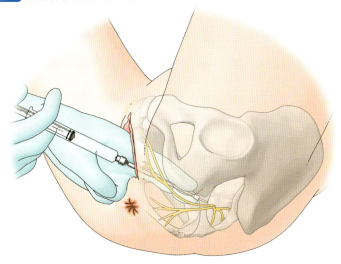

(竹田　省：産婦人科外来診療・小手術の局所浸潤麻酔・伝達麻酔．メジカルビュー社，2022, p.139, 図2a より引用)

図3 陰部神経麻酔の経会陰的（殿部皮膚）からのアプローチ

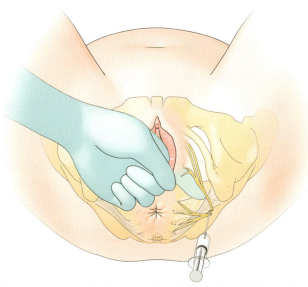

(竹田　省：産婦人科外来診療・小手術の局所浸潤麻酔・伝達麻酔．メジカルビュー社，2022, p.140, 図3a より引用)

肛門括約筋損傷

　器械分娩，特に鉗子分娩の母体合併症で問題なのは，肛門括約筋損傷（Ⅲ，Ⅳ度会陰裂傷）であり，その防止は重要である．鉗子分娩では陰部神経麻酔下で原

則会陰切開を十分に行うことと同時に児頭の牽引力と方向に習熟することが重要である。鉗子牽引方向と牽引力の調整が技術差として大きく現われ，損傷の有無や程度として反映される。児頭の牽引方向は，恥骨後面の角度に1位を牽引し，児頭後頭結節が恥骨下縁を通過すれば2位方向となり，できるだけゆっくり牽引することがコツである。2位方向の牽引になったら児頭の動きを逆に"止めるようにじわじわ牽引する。2位の方向から3位に向かわず，そのまま児頭が飛び出すように娩出されると高度裂傷の原因となる。3位の方向へは児頭が排臨，発露に至れば鉗子柄を上方の3位方向へと導く。この際，助産師に会陰保護の介助してもらい児頭を押さえて鉗子を抜去する。自分で会陰保護する場合は片手牽引の要領*で，3位に誘導する際に左手で牽引鉤を挟むように持ち，右手で会陰保護をして児頭の急激な陰列脱出を押さえ，児頭第三回旋を促す。頭が発露し児頭が上方に回旋を始めたら鉗子を抜去するが，右手でしっかり会陰保護を続ける。肛門括約筋損傷防止のポイントは，2位牽引による児頭下降の速さをできるだけ押さえ，児頭，顔面の会陰脱出時の2位から3位への方向への誘導とその速度のコントロールにある。児頭，顔面が2位や3位の牽引により児頭が第3回旋を十分せずに陰列から急激に娩出することが高度会陰裂傷の原因となる。

*p.97
図11
参照

Ⅲ度やⅣ度会陰裂傷が発生した場合，その縫合修復や術後管理についても周知する必要がある。脊髄幹ブロックなどの無痛分娩施行時で外肛門括約筋の弛緩が十分に得られている場合はよいが，十分でない場合は麻酔を追加する。無痛分娩を行っていなければ，両側の陰部神経麻酔を施行し，麻酔範囲や外肛門括約筋の弛緩を確認して縫合する。断裂し退縮している括約筋断裂部を創部内より見つけ出し，断裂部をペアン鉗子などで把持し縫合する。この際，括約筋の弛緩が得られていれば容易に断裂部を牽引し寄せることができ，縫合も容易となる。会陰，外陰の解剖をよく理解し，断裂しているほかの会陰筋群や腟周囲の筋群の層を意識しながら丁寧に縫合する*[3]。

*「OGSNOW
basic5」
p.12-27参照

Ⅳ度会陰裂傷では，直腸裂傷部を1層縫合後，筋層を含めてLembert縫合で2層に縫合する。便秘や便量をコントロールするため，液状経腸栄養剤を数日投与すると便排泄がほとんどなく管理できる*[4]。

*「OGSNOW 7」
p.130-141
参照

参考文献
1) 竹田　省：骨盤血管・神経系解剖（竹田　省編）. patient centered care を意識した産婦人科外来診療・小手術の局所浸潤麻酔・伝達麻酔. メジカルビュー社, 2022, 58-66.
2) 竹田　省：伝達麻酔の実際 2) 陰部神経麻酔（pudendal block）（竹田　省編）. patient centered care を意識した産婦人科外来診療・小手術の局所浸潤麻酔・伝達麻酔. メジカルビュー社, 2022, 137-141.
3) 竹田省：産科小手術に必要な外陰部・腟・子宮頸部周囲の解剖と局所麻酔. OGSNOW Basic 5 産科手術を極める. 12-27, メジカルビュー社（東京）2021.
4) 依藤崇志, 竹田省：陳旧性会陰裂傷. OGSNOW 7子宮奇形・腟欠損・外陰異常・性別適合の手術.130-141, メジカルビュー社（東京）2011.

6章

鉗子分娩の特性・特徴

関　博之

鉗子の力学

　鉗子分娩の特性・特徴を考えるうえで，元東京大学産婦人科教授上妻志郎氏が執筆した『鉗子遂娩術』[1]の解説は，初心者でも大変理解しやすく書かれているので，引用して表1に要約してまとめた。

表1　鉗子の力学[1]

1. 手の指間を閉じて水を貯めるような形にすると，鉗子匙部のような形になる。

2. 鉗子遂娩術は，手をそのような形にして児頭を両側から包み込み，手前に牽引しているようなものである。実際には人間の両手を産道と児頭の間に入れるのは不可能なので，それを挿入可能となるように薄くし，操作に耐えるように硬くしたものが鉗子である。

3. 左右鉗子を接合し閉じた場合，匙部間の距離はネーゲリ鉗子の場合は中央部で7cm，先端部は2cmであり先端部が狭くなっている＊。実際の遂娩術施行時でも先端部が最も狭くなっているものと想定され，この先端部近くが胎児の頭部あるいは顔面を捉えており，牽引時には児頭を動かすための力の作用点になっていると考えられる。　＊p.21参照

4. 矢状縫合が斜めの場合，鉗子分娩中に鉗子匙部の中で児頭が回旋することがある。この場合，鉗子圧痕が広がったり，移動したりした跡はみられない。従って，鉗子圧痕は児頭が動き出す時にかかる力が現れたものであり，引き始めの時点で鉗子の先端部が当たっているところに最も強い力がかかると考えられる。

5. 両手の話で考えると，指先を胎児の頭部あるいは顔面の一部に当て，手前に引くことにより胎児を動かそうとしている時の力である。静止摩擦に打ち勝って動き出せば，子宮収縮による胎児の圧出力も加わるので，産道の抵抗が小さい場合には強く牽引する必要はなく，胎児に加わる力も大きくないものと思われる。

6. 鉗子分娩の際に牽引して左右の鉗子が外れないのは，匙部の外側に彎曲している部分に対する腟壁からの圧迫が重要な役割を果たしていると考えられる。鉗子匙部の中央から接合部に向かう部分は，腟壁から圧迫を受けている。従って，術者が加える力は接合部が外れないようにしている程度に過ぎない。

7. 鉗子のほうが児頭より先進しているので，産道は鉗子によって押し広げられることになる。そのため，急速な牽引は産道裂傷をきたしやすい。

8. 吸引は頭皮を引っ張ることにより産道の抵抗に抗して胎児を引き出す方法であり，鉗子は胎児の後頭骨あるいは下顎骨にその先端をかけて，児頭を包み込むようにしながら胎児を引き出す方法である。このように考えると，原理的には鉗子の方が児に優しい遂娩術であるといえる。

9. 吸引カップは目にみえるが，鉗子は重要な部分が目にみえない状態で操作しなければならない。その点が，術者が不安に感じる部分であり，技術の習熟が求められる理由である。

上妻氏の解説は，「鉗子は難しく，危険な産科手術であるという誤った認識を改める」のに有用である。鉗子分娩の正確な力学の理解としっかりした技術の習熟により，鉗子分娩は安全で確実な急速遂娩術として，われわれ産科医にとって強い味方となる。

鉗子分娩の適応と要約

　『産婦人科診療ガイドライン産科編2023』の適応と要約（吸引分娩も含む）は表2に示すとおりである[2]が，筆者は，安全な鉗子分娩を行うためには，さらに厳格な適応と要約が必要であると考えている。"適応"の意味は改めて記述する必要はないが，"要約"の意味を念のため説明しておく。

表2 CQ406 吸引・鉗子娩出術，子宮底圧迫法の適応と要約，および実施時の注意点は？[2]

Answer
1. 急速遂娩として実施している娩出術やその補助的手段について，あらかじめ妊婦へ説明しておく。（C）
2. 吸引・鉗子娩出術および子宮底圧迫法は，急速遂娩以外には実施しない。（A）
3. 子宮底圧迫法は，吸引・鉗子娩出術の補助的手段，すなわち，牽引の娩出力の補完として，あるいは，準備に時間を要するなどの事態の代替法としてのみ実施する。（A）
4. 吸引・鉗子娩出術，子宮底圧迫法は，実施前に以下の適応のいずれかがあることを確認する。（B） 　1）胎児機能不全（non-reassuring fetal status） 　2）分娩第2期遷延または分娩第2期停止 　3）母体合併症（心疾患など）または著しい母体疲労のため，分娩第2期短縮が必要と判断された場合
5. 吸引・鉗子娩出術，子宮底圧迫法を実施する場合は以下を満たしていることを確認する。 　1）児成熟度：吸引娩出術では，妊娠34週以降。（C） 　2）子宮口全開大かつ既破水。（B） 　3）児頭下降度 　　①吸引分娩術では，児頭が嵌入している。（A） 　　②鉗子分娩術では，原則として低い中在（中位）またはそれより低位。（B） 　　③子宮底圧迫法は，先進部がステーション＋4〜＋5に達していて，吸引・鉗子娩出術の準備状況から，それよりも早期に娩出が可能と判断した場合のみ単独で行うことが許容される。（B） 　4）児頭回旋：鉗子分娩術では，原則として矢状縫合が縦径に近い（母体前後径と児頭矢状径のなす角度が45度未満）。（B） 　5）その他：子宮底圧迫法では，多胎分娩で，当該児以外の胎児が子宮内にいない。（C）
6. 吸引・鉗子娩出術は，原則としてその手技に習熟した医師が実施する。または，習熟した医師の指導下で医師が実施することが許容される。（B）
7. 吸引・鉗子娩出術，子宮底圧迫法は，以下に留意して実施する。 　1）原則として陣痛発作時に行う。（B） 　2）実施中は，可能な限り胎児心拍数モニタリングを行う。（B） 　3）子宮底圧迫法は，手技者が妊婦の側方（子宮底部よりやや頭側）に立って実施する。（C）
8. 娩出術が不成功の場合，以下のように可及的速やかに他の手段に移行する。 　1）子宮底圧迫法単独によって児が娩出しない場合，可及的速やかに吸引・鉗子娩出術，緊急帝王切開術による急速遂娩を行う。（A） 　2）吸引娩出術の総牽引時間（吸引カップ初回装着から最終吸引牽引終了までの時間）が20分，あるいは，総牽引回数（滑脱回数も含める）が5回を超えて児が娩出しない場合，鉗子娩出術または帝王切開術を行う。（B） 　3）吸引・鉗子娩出術によって児が娩出しない場合，緊急帝王切開術を実施する。（A）
9. 会陰切開は不要と判断された場合以外は実施する。（C）
10. 吸引・鉗子娩出術，子宮底圧迫法を実施した場合，その状況と実施内容を診療録に記載する。突然の胎児（遷延性）徐脈などに対して，やむを得ずAnswer 5を逸脱した場合などには，特に詳細に行う。（B）
11. 子宮底圧迫法の実施後には，子宮破裂の発生に注意して産婦の観察を行う。（B）

表3 鉗子分娩の要約[3]	
母体側要約	1．母体が手術に耐えうること
	2．子宮口が全開大であること
	3．CPDがないこと
	4．既破水であること
胎児側要約	1．児頭が鉗子適位にあること
	2．児頭が成熟に近い正常児頭であること
	3．児が生存していること

"要約"とは，鉗子分娩が行える条件（condition）を意味する。言い換えれば，鉗子分娩を安全に行うための絶対的必要条件であり，これを満足できない場合は鉗子分娩を行ってはいけないことを意味する。鉗子分娩の要約には，表3に示す7つの条件がある[3]。鉗子分娩に際し，必ずこの要約を念頭に置き，施行前に確認することが肝要である。要約の根拠を以下に述べる。

- 「母体が手術に耐えうること」は，産科手術に留まらずあらゆる手術における基本的な条件である。
- 「子宮口が全開大であること」は，もし子宮口が全開大でない状態で鉗子分娩を行うと，頸管裂傷，さらには子宮破裂の危険性が高まるからである。
- 「CPD（児頭骨盤不均衡）がないこと」も経腟分娩を行ううえで必須の条件である。
- 「既破水であること」は，未破水では鉗子の装着や牽引が安全に行えないことは明らかである。
- 「鉗子適位」とは，児頭の最大周囲径が小骨盤腔に嵌入しており，技術を十分に習得した医師が行えば，鉗子分娩を安全に行える児頭の高さを表すものである。具体的には，先進部が坐骨棘間線（station ±0）を越え，station ＋2以下に下降している場合を指す。従って，鉗子分娩は児頭の高さがstation ＋2以下でない症例では決して行ってはいけない。児頭の高さを含め正確に内診所見がとれること，児頭の高さがstation ＋2以下に下降していることを確認して鉗子分娩を行うこと，が安全な鉗子分娩の絶対的必要条件である。
- 鉗子を装着するためには，児頭は大きすぎず，小さすぎず，しかも十分な硬さがなければならない。児頭が成熟し，一定の大きさであることも必要な条件である。原則として，水頭症や無脳児には行わない。

適応に関しては，表2に示すとおりである。CQ406には適応として出口部狭窄は書かれていないが，分娩第2期遷延や分娩第2期停止の原因の1つに出口部狭窄も含まれる。

吸引分娩においては，出口部狭窄の程度によっては滑脱の原因となり牽引が困難な症例があるが，鉗子分娩においてはCPDがなければ，出口部狭窄症例でも正しい方向に牽引すれば一度の牽引で分娩できる。従って，出口部狭窄でもCPDがなければ鉗子分娩の適応となる。

鉗子分娩の準備

　鉗子分娩を行う前に行うべき重要なことは，正確に内診所見を取ることである。要約を満足させるためにも，正確な内診所見を取ることは不可欠である（正確に内診所見を取るための考え方は，[3章　児頭の下降度の評価と内診法]＊を参照のこと。正確な内診所見を取り要約を満足すれば，鉗子分娩は吸引分娩と異なり，確実に分娩を終了できる。

＊p.28
参照

　従って，鉗子分娩を決定したら外陰部消毒をきちんと行い，導尿を済ませ，インファントウオーマーをセットアップし，原則として新生児科医の立ち会いも依頼しておく。

器具

　通常の鉗子分娩ではネーゲリ鉗子を用いるが，回旋異常がある場合はキーラン鉗子を選択する場合もある。以前は骨盤位分娩の際，後続児頭の牽引にはパイパー鉗子を用いることもあったが，ネーゲリ鉗子で代用できる。

　現在では，骨盤位分娩は帝王切開となる場合が多く，経腟分娩はまれとなっているため，骨盤位分娩において後続児頭鉗子を使うことはほとんどない。

　鉗子の挿入を容易にするため，鉗子匙（blade）の外側にオイルを塗っておくとよい。

点滴

　鉗子分娩では，軟産道裂傷が起こる可能性が高いため"血管確保"は必須である。輸血が必要となる場合もあるので，18G以上の留置針で血管確保することが望ましい。輸液製剤は5%ブドウ糖液でよい。

麻酔

　会陰切開時の局所麻酔で十分な場合もあるが，急速遂娩術を行う際は母体が過度の緊張状態にあり，骨盤底筋群が弛緩していない場合が多い。従って，麻酔をかけることは疼痛をコントロールするだけでなく，骨盤底筋群の緊張を緩和するためにも有用である。

　最も素早く容易に行え，かつ骨盤底筋群の緊張をとるのに有用なのは，陰部神経麻酔（pudendal block）である。また，時間は陰部神経麻酔よりかかるが，麻酔

の強さや継続時間のコントロールが可能な方法として硬膜外麻酔がある。

陰部神経麻酔（図1a, b）

　陰部神経は腟下部および会陰からの神経線維を集め，坐骨棘の後下内側方を通過し，下痔神経，会陰神経，陰核背神経の3枝に分布する（図1a）。陰部神経麻酔は3枝に分岐する直上に局所麻酔薬を浸潤させる方法である。

①内診指を坐骨棘先端に当て，Kobak針でその後下内側方に刺入し（図1b），吸引試験を行い血管内刺入がないことを必ず確認して，局所麻酔薬（1％キシロカ

図1 陰部神経麻酔

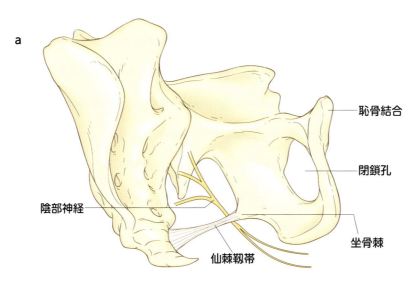

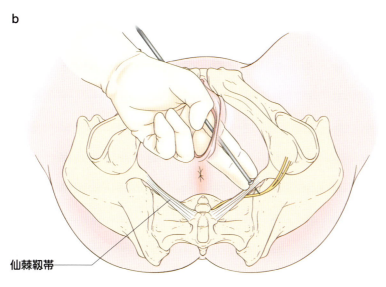

イン)を約5〜10mL注入する。

②骨盤底筋群の緊張を緩和するためには，左右両側行うとよい。しかし，両側に行った場合は陣痛が弱くなり，陣痛間隔が遠のくことがある。胎児機能不全のため急ぐ場合は会陰切開側の片側にしておく。

③技術に習熟すれば，左右の陰部神経麻酔を行っても，それに要する時間は1分以内である。

硬膜外麻酔

通常は無痛分娩に用いられる。硬膜外麻酔は熟練した麻酔医でも硬膜外カテーテルの挿入，硬膜外腔刺入の確認(抵抗消失法や局麻薬のテスト量注入による確認)，局麻薬の効果発現までに30分は必要である。従って，時間的余裕のある分娩遷延や分娩停止などの適応で鉗子分娩を行う場合は，硬膜外麻酔を選択できるが，胎児機能不全などを適応とした急速遂娩術として鉗子分娩を行う場合は，選択できない。麻酔深度が深いと腹圧がかけられなくなるので，完全に痛みを取るのではなく，骨盤底筋群の弛緩が得られる程度の麻酔深度にする。

具体的には，以下の手順で行う。

①皮膚皮下浸潤麻酔を行い，硬膜外針(18G程度)でL3-4，またはL2-3から刺入する(硬膜外腔までは通常4〜6cm)。通常は抵抗消失法で硬膜外腔に到達したことを確認する。確認後にカテーテルを硬膜外腔の上方に向かい挿入し，3〜4cm硬膜外腔にカテーテルを残すようにする。

②シリンジで吸引をかけ血管内にカテーテル先が迷入していないか，脊髄くも膜下に先端が迷入していないか確認する。

③局所麻酔薬を3mL試験的に注入し，脊髄くも膜下や血管内投与がないことを確認する。

④早めに効かせたい時は，キシロカイン(1〜2%)やメピバカイン(1〜2%)を用いる。2%のキシロカインやメピバカインを使用すると，腹圧をかけることはできなくなる。

⑤出口部鉗子で，腹圧をかけず鉗子の牽引のみで娩出が可能な場合に限って，この濃度の局所麻酔薬を使う。

中在鉗子の確実性

ここでいう中在鉗子の意味は，米国のmid forcepsとは異なる。mid forcepsはstation +2よりも高い位置，すなわちstation ±0からstation +2の間にある児頭を牽引することを意味するが，わが国の中在鉗子は，station +2およびそれよりもわずかに下降した児頭の高さでの牽引を意味する。

通常，矢状縫合が斜である。このような高さの児頭に吸引分娩を行う場合，正

しい方向に牽引することが難しく滑脱が起こりやすい。そのうえ，前述したようにいわゆる静止摩擦力が吸引力に等しいか，吸引力以上の場合は，滑脱が起こる。回旋異常を伴えば，なおさら滑脱しやすい。

　これに対し，鉗子分娩は要約をきちんと守り，熟練した技術があれば，たとえ回旋異常があっても中在であれば，1回の牽引で確実に娩出できる。中在鉗子こそが鉗子が優れた急速遂娩術であることを示す最良の対象である。

鉗子遂娩術の留意点

　①鉗子特性の理解と技術の習熟
　②鉗子適位の判断，分娩の見通し
　③中在鉗子遂娩術の習得
　④斜位や横定位(骨盤装着，児頭装着)
　⑤牽引方向，牽引困難の対応
　⑥軟産道損傷の防止と対応
　⑦帝王切開が至急行える

分娩の見通し

　鉗子分娩にはトライアルという概念がないため，station +2以下の鉗子適位になければ施行できない。研修レベルによっては鉗子適位であっても自信を持って牽引できるstation +3以下まで待つこともあるし，回旋異常による矢状縫合横のため技術的に対応できず，吸引分娩や帝王切開術になることもある。鉗子適位でないstation ±0や +1などで胎児心拍数モニタリング異常を認めた場合，初産婦，経産婦の違いにもよるが，児頭を下降させる努力を行い，胎児機能不全を発症させない時間内に鉗子適位まで下降させられることが可能か否か予測して待機することがある。正確に予測することは，経験も必要で，難しい判断となる。また，鉗子適位のstation +2であっても，より安全に牽引できるstation +3の位置まで同様に児頭が下降するのを待機することもある。

　現在使用されている胎児心拍数波形のレベル分類や胎児機能不全(non-reasuring fetal status：NRFS)には，時間の概念が入っておらず，異常胎児心拍数波形が繰り返し出現してからいつまでに児を娩出できれば，新生児仮死や新生児低酸素血症を回避できるか示されていない。急速遂娩術の決定には，胎児心拍数波形モニタリングによって管理する場合，おおよその時間軸を入れた管理が必要である。鉗子遂娩術では，鉗子適位にあれば1回の牽引で娩出できるが，牽引力の弱い吸引分娩では複数回の牽引や子宮底圧迫法併用での施行になることも多い。娩出ま

でに時間を要したり，分娩までの見通しを誤ると児の状態が悪化し新生児仮死も増加する。

　鉗子適位にどのくらいの時間で児頭を下降できるか，あるいはその時点で帝王切開術にすべきかどうかを決めなければならない状況では，その判断は迅速かつ適確でなければならない。従って，いつまで待機できるかの時間的目安が必要である。[4章 急速遂娩術とは]の「吸引・鉗子分娩の不成功例の帝王切開への移行」の項でも述べたように，牧野ら[4, 5]は，「産婦人科診療ガイドライン」に掲載されている5段階の胎児心拍数波形のレベル分類[6]に時間軸を加えることで胎児アシドーシスを予知できるか否か検討した。

　それによれば，レベル3に該当する一過性徐脈（遷延一過性徐脈，遅発一過性徐脈，高度変動一過性徐脈）が臍帯動脈血pH7.2未満になるのは33.5分であった。また，持続性徐脈，遅発一過性徐脈に続く遷延一過性性徐脈，遅発一過性徐脈，高度変動一過性徐脈，それぞれのpH7.2未満になる時間はP.71の表5（[4章 急速遂娩術とは]の表5）に示されたとおりで，それを参考に筆者は対応しているが，現在のところ新生児の状況には大きな問題はない。

鉗子遂娩術のポイント

①内診所見を正確に取り，表現する（症例の状況を共有）
　・骨盤誘導線に沿ったstation
　・恥骨下縁と坐骨棘間線を基準線
②適応と要約を守る
　・鉗子適位station＋2（中在鉗子）より下降している
③鉗子技量を尊重
　・鉗子遂娩術をマンツーマン指導
　・自信を持って安全に行える高さを習得
　・station＋3以下でもよい
④分娩の見通し
　・異常児心拍パターンと急速遂娩の目安
　・児頭下降の見通し
　・帝王切開がいつでも可能
　・手術室に鉗子を持っていく（手術室での経腟分娩に備える）

参考文献

1) 上妻志郎：鉗子分娩術. 臨婦産 2005; 59: 843-849.
2) 日本産科婦人科学会/日本産婦人科医会編集・監修：CQ406 吸引・鉗子娩出術，子宮底圧迫法の適応と要約，および実施時の注意点は？ 産婦人科診療ガイドライン産科編 2023. 2023, 213-218.
3) 日本母性保護産婦人科医会（日本産婦人科医会） 研修ノート No.58：急速遂娩術, 1998；58：12-13.
4) 牧野真太郎：シンポジウム1 子宮内環境から見た胎児well-being評価法の検討 1）胎児心拍数波形レベルと時間軸を用いた胎児well-being評価. 日産婦誌 2016; 64: 2595-2601.
5) Makino S, Hirai C, Itakura A,et al: Relationship between fetal hear rate patterns and a time course for evaluation of fetal well-being: "the 30 minutess rule" for decision of mechanical delivery. Taiwan J Obstet Gynecol 2017; 56: 788-792.
6) 日本産科婦人科学会/日本産婦人科医会編集・監修：CQ411胎児心拍数陣痛図の評価法とその対応は？ 産婦人科診療ガイドライン産科編 2023, 233-237.

7章

ネーゲリ鉗子の手技（正常回旋，縦径児頭）
前方後頭位

関 博之，牧野真太郎

鉗子の構造と名称

鉗子手術を行う前に鉗子の構造を理解し，鉗子の各部の名称を覚えることは必須である。鉗子各部の名称を図1に示す。

匙部は鉗子の上半分を指し，産道内に挿入され，児頭を把握する部分である。形は長卵形で2種の彎曲を有する。その1つは骨盤彎曲で，骨盤軸に一致して牽引時，上方に凹な彎曲である。ほかの1つは児頭彎曲で児頭の外形にほぼ一致して外方に凸の彎曲である。匙部はその重量を軽くするために窓を有する。匙部の接合部に移行する部分を頸部とよぶ。

接合部は匙部と柄部の間にあり，鉗子の左右両葉が接合連結するところである。接合の方法，形式は鉗子の種類により異なるが，ネーゲリ鉗子の接合部はロックされるタイプである。

柄部は，接合部に続き鉗子の最下部であり，術者が把握する部分である。この部の上部の直下に牽引に便利な鉤がある。

鉗子手術を行う前に―内診の重要性―

繰り返し述べるが，鉗子遂娩術を行ううえで最も重要なことは，正確な内診所見をとることである。

児頭の下降度，児頭の硬さ，泉門の位置のみならず，腟，会陰の伸展性を正確に把握することは，鉗子手術を行ううえで極めて重要である。そのうえで，陣痛時や腹圧が加わった場合の，児頭の下降度，回旋の方向，腟壁・会陰の伸展性などの動的な情報の把握も併せて行う。

児頭の下降度はstationで表現される。DeLeeによるstationの表現は，平行平面系の第3平面（坐骨棘間線）を基準にして，先進部までの距離を数値（cm）で表記する。先進部が棘間線上にあれば，±0，それより上であれば−1〜−5，下にあれば+1〜+5と表記する。stationが−の間は児頭は垂直に下降し，骨盤誘導線に一致して下降するので，児頭の高さの評価は難しくないが，station ±0を超えて+になると，DeLeeの第3平面に垂直に下降するのではなく，斜め前方に

向かって下降していくので，先進部の位置を空間的に決めることは難しい。
　このため，鉗子を的確に牽引するための正確な児頭の高さ，すなわち鉗子適位を評価するためには，一定の訓練が必要となる。[3章：児頭下降度の評価と内診法，p.52〜]で述べた東大式内診法を習熟することによって，児頭が表1に示す入口上，高在，中在，低在，出口のどの位置にあるか認識できるようになる。

図1 ネーゲリ鉗子の各部位の呼称

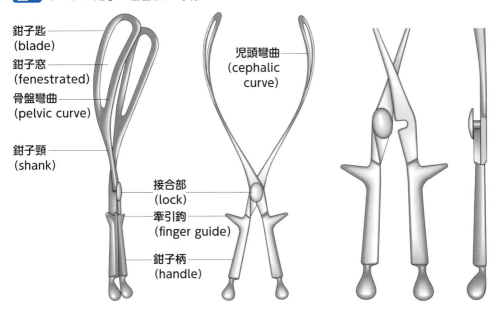

鉗子匙 (blade)
鉗子窓 (fenestrated)
骨盤彎曲 (pelvic curve)
鉗子頸 (shank)
接合部 (lock)
牽引鉤 (finger guide)
鉗子柄 (handle)
児頭彎曲 (cephalic curve)

表1 児頭の下降度の表現

station	児頭（最大周囲径）の位置	日本産科婦人科学会区分	
〜+1	高在	入口部	真結合線を含む骨盤入口面を上限とし，その下方1cmまでを高在と定義する
+2〜+3	中在	濶部	高在の下縁を上限とし，恥骨結合下縁から左右坐骨棘を通り，仙骨前面（およそ第4仙椎下端）に至る平面を下限とする，比較的広い部分をさす
+4	低在	峡部	仙骨部下方と恥骨結合下縁と仙骨先端を含む比較的狭い範囲
+5	出口部	出口部	低在より下方の部分を意味する

※実際は，中在は広く，高中在と低中在に分けられる。低在，出口部はおのおの狭い範囲であり区別は難しい。

さらに，以下の確認をしておく。

> #### 鉗子牽引前の確認事項
>
> ①矢状縫合の向きと大泉門と小泉門の位置
> ②回旋の状況（胎児の耳の触知，矢状縫合）と先進部
> ③児頭の高さの評価
> ④恥骨結合後面と児頭との間に指が入るか否か

　これらを確認することにより，児頭の高さと回旋異常の有無をより客観的に把握でき，鉗子分娩の要約確認と適切な鉗子装着が可能となる。矢状縫合に沿って内診指を移動させると大泉門and/or小泉門を触知できる。大泉門は4本の縫合線が交差しているように触知でき，小泉門は3本の縫合線が交差しているように触知できる。

　また，産瘤により矢状縫合が触れにくくても，胎児の耳を触れることで矢状縫合の向きが推測でき，小泉門か大泉門を触れることができれば（小泉門を前方に触れ，小泉門が先進していれば屈位 "前方後頭位"，大泉門を前方に触れ，大泉門が先進していれば反屈位 "前方前頭位"）屈位か反屈位か診断できる。

　極めてまれに，小泉門が後方に触れて小泉門が先進してくることがある。その場合は，前方前頭位ではなく後方後頭位と診断する。鉗子を正しく牽引するためには，反屈位の前方前頭位と屈位の後方後頭位は鑑別する必要がある。

　前方前頭位は鉗子分娩で娩出が可能であるが，後方後頭位の場合はすでに屈位の状態で第3回旋に入るので，さらに屈位を要求される第3回旋を完了することは困難な場合が多く，このため分娩停止となる場合が多く，低在まで下降してくることはほとんどない。米国の胎位の分類にはleft（right）occiput posteriorしかなく，前方前頭位と後方後頭位の区別がない。しかし，鉗子を安全に正しい方向に牽引し，娩出させるためには，屈位か反屈位かは重要であり，この鑑別が必要である。

鉗子手技の実際

鉗子手技は，
1　鉗子の擬持（図2）
2　鉗子の挿入（図3～5）
3　鉗子の合致（図6～8）
4　児頭の牽引（図9）
5　鉗子の抜去（図10）
　　の5つの基本操作からなる。

鉗子の擬持（図2）

- 鉗子手術を行う際には，必ず鉗子の擬持を行い，両葉が正確に接合・合致することを確認し，さらに鉗子が装着されたときの児頭の牽引をイメージして牽引の方向を確認する。
- 原則として，鉗子の左葉は左手，右葉は右手で把持する。

図2 鉗子の擬持

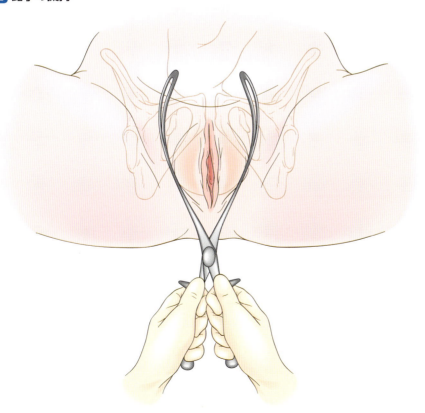

鉗子の挿入（図3〜5）

- 鉗子の挿入は，原則として左葉，右葉の順で行う。
- 術者は右手の親指を除く4本の指を，産婦の左腟壁と児頭の間に挿入する。
- 4本の指で左腟壁を外側に圧排し，児頭と腟壁の間に隙間をつくる。
- 右手親指で鉗子匙の下方を児頭彎曲に沿って奥に押し込む。
- 同時に左手で鉗子柄を垂直に垂らすように把持し，その重さを利用して，鉗子柄を産婦の右鼠径部前方へ傾けつつ，右手と連動して左葉を挿入する（図3）。このとき，左手で無理に鉗子柄を押し込んではいけない。右手親指で鉗子匙を児頭に沿わせて抵抗のない方向に押し進めるようにし，左手はあくまでも補助的に用いる。コツは右手親指を支点として，鉗子先端が作用点となるよう左手で操作することである。
- 十分な深さに挿入されれば，鉗子柄の位置は正中線上でほぼ水平な位置をとり，鉗子匙の先端は児の耳介の前方と眼窩の外側の間を通り，下顎まで達する（図4）。
- 左葉の挿入が終わったら，鉗子柄を助手に保持させる。助手がいない場合は，左小指で保持して右葉の挿入を開始するか，鉗子柄を放してもよい。鉗子を放した場合は，落下しないように注意する。
- 右葉の挿入は，左右を完全に逆にして，左葉を挿入する場合と同様に行う。ただし，すでに左葉が挿入されているため，その分だけ児頭と右腟壁との間の隙間に余裕がないため，左葉に比べ挿入がやや困難になる場合が多い（図5）。

図3 左葉の挿入

右手の薬指の内側を鉗子のブレードが沿うようにすべらせると感覚がつかみやすい。

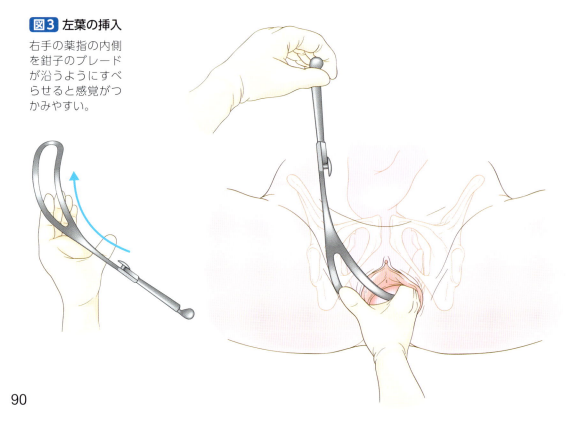

ネーゲリ鉗子の手技（正常回旋，縦径児頭）／前方後頭位 7章

- 児頭の位置が高い場合は，鉗子匙はより深く挿入されるため，鉗子柄の位置は水平より下方の位置にくる。

図4 さらに鉗子挿入を進める

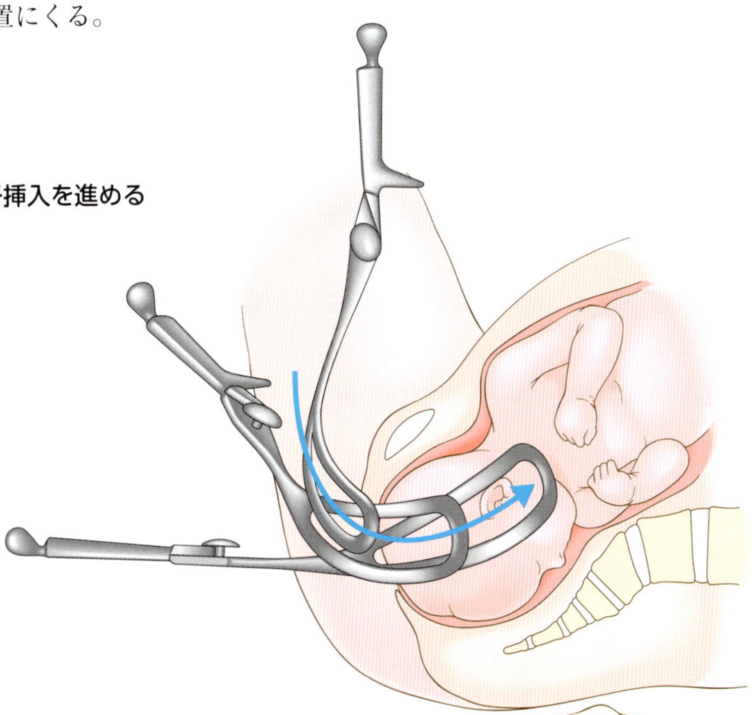

図5 右葉の挿入

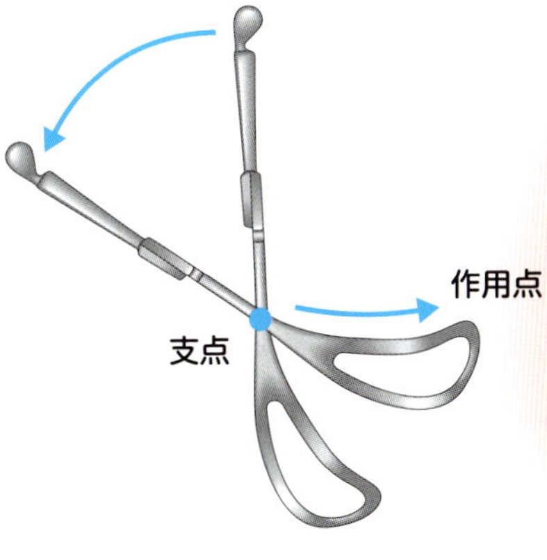

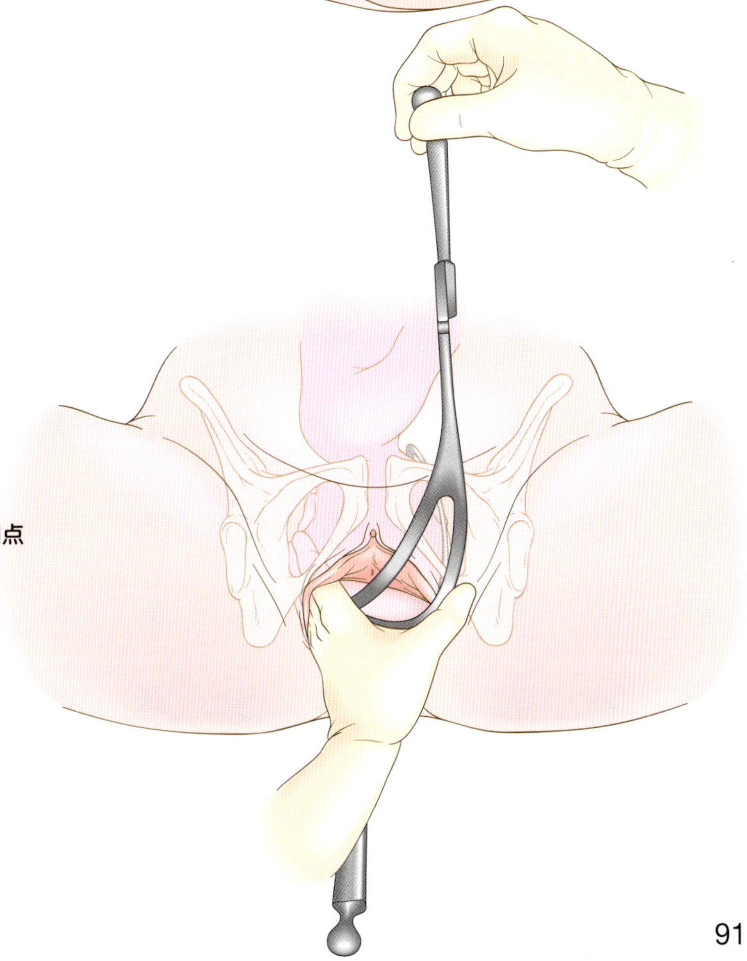

支点　作用点

91

鉗子の合致(図6〜8)

- 鉗子の挿入が終了したら，両葉が接合部で完全に合致することを確認する(図6)。鉗子が正しく装着された場合は，両葉の接合部での合致は比較的容易である(図7)。
- しばしば，わずかに左右の高さが異なったり，接合面が同一平面にこない場合があり，合致が困難となる。このような場合を鉗子の反歪(はんわい)といい，以下のように対処する。

    まず，鉗子柄部を会陰側に押し下げると合致することが可能となる。これで成功しなければ，圧下と同時に鉗子柄部の鉤を利用して鉗子葉を軽く捻転させ，接合面が同一平面となるようにする。それでも成功しなければ，圧下と捻転と同時に鉗子を軽く骨盤内に進入させる。これらの手技を決して暴力的に行ってはならない。これらの手技によっても合致しない場合は，鉗子を抜去し，再挿入する。

- 一般的な鉗子の握り方は，右手の第2，3指を上方から鉗子の牽引鉤にかけ，かつ他の3指で鉗子柄を軽く握る。左手の第2指または第2指と3指の2本を鉗子下面から両匙交差部に挿入し，ほかの4本か3本の指で鉗子接合部および鉤を把持することが多い。両匙交差部に挿入した左第2指は，牽引時の児頭への過度の圧迫を防ぐ意味がある(図8)。左右逆に行ってもよい。

図6 鉗子の合致

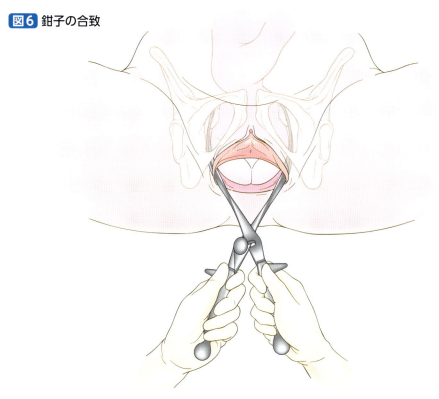

図7 鉗子の合致完了

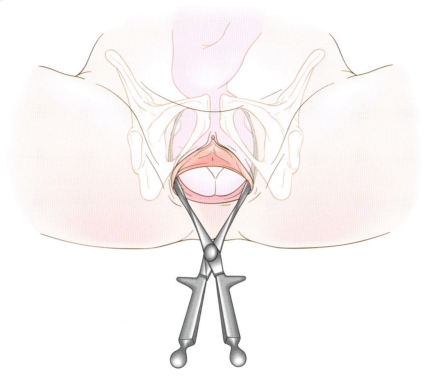

図8 合致後の鉗子の握り方

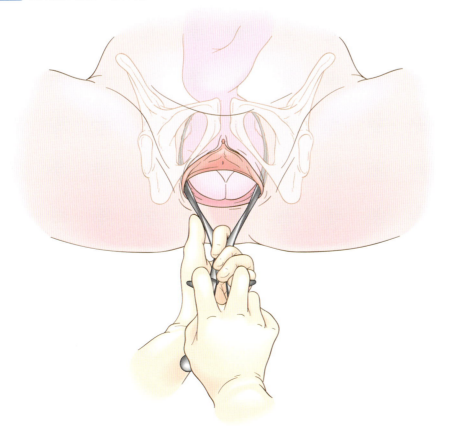

- 別の握り方として，右手を下から牽引鉤にかけ上記同様に握り，左手を上から上記同様に，鉗子接合部および鉤を把持することもある。
- 両葉の合致を確認したら，必ず試験牽引を行う。陣痛間欠期に軽く，ゆっくり牽引し，児頭が下降し，鉗子が滑脱しないこと，胎児心拍数の急激な変化がないことを確認したら，鉗子の合致をゆるめ，次の陣痛発作まで待つ。胎児心拍数に急激な変化がある場合は，鉗子による臍帯圧迫が考えられるので，その場合は直ちに鉗子を抜去し，再挿入する。

児頭の牽引(図9)

- 陣痛に合わせて両葉を再び合致させて，牽引を開始する。牽引は正しい方向にゆっくり持続的に一定の力で行い，児頭の下降や回旋を観察しながら行う。腕を伸ばし切っての牽引ではなく，足の前後のスタンスを広くとり，懐に余裕をもって腕を曲げた状態で牽引すると，力の調整が可能である。暴力的，あるいは断続的な牽引，あるいは左右前後に振るような牽引を決して行ってはならない。

--- 牽引のコツ ---

　鉗子の牽引の際は，体重をかけるのではなく，むしろ，前傾の状態で広背筋を使って無理のない力で方向を調整しながら行う。そうすると，滑脱やずれなどのサインを見落とさず，より安全に実施できる。

- 児頭の牽引方向は，正中線上で骨盤誘導線の接線の方向(鉗子が正しく装着されていれば，鉗子柄の方向に一致する)に行い，児頭の高さに応じて1位，2位，3位の方向の順に牽引する(図9 a〜c)。
- 原則として，1位は術者の手前下方(水平下)に，2位は術者手前ほぼ水平(水平)，3位は術者手前上方(水平上)に牽引することを意味する(図9 b)。
- 中在および低在鉗子は，1位→2位→3位の方向に(中在の場合の1位の方向は低在の場合よりも，より下方に牽引し始めることが必要)，出口部鉗子は，2位→3位の順で牽引する。
- 鉗子遂娩術は，原則として1回の牽引で娩出させることが基本であるが，牽引中に陣痛が終了した場合は，鉗子合致をゆるめ，次の陣痛を待つことも選択肢としてはあり得る。通常，1回の牽引で娩出させるので，子宮底圧迫法を併用してもよいが，過度な力をかけてはいけない。
- 会陰切開は児頭が排臨から発露にかけて行うが，会陰の伸展が不十分な場合は，牽引前に大きめに会陰切開を加えてもよい。

図9 児頭の牽引

a：児頭の高さの違いによる鉗子の位置

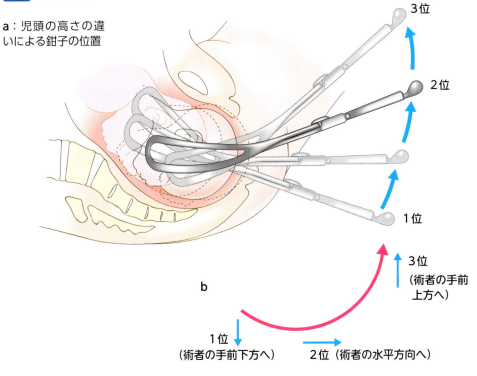

b

c：初動を得るための1位の牽引方向

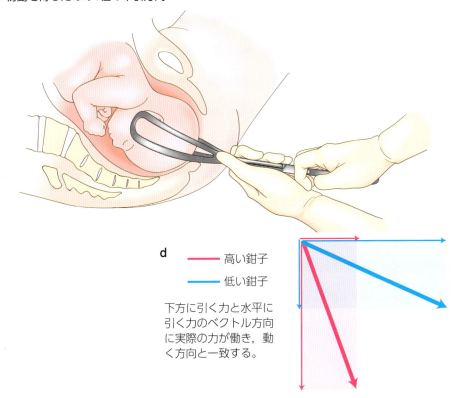

d ― 高い鉗子
　― 低い鉗子

下方に引く力と水平に引く力のベクトル方向に実際の力が働き、動く方向と一致する。

低在・出口部鉗子の児頭牽引のコツ

①牽引はゆっくり力を加えつつ行い，動き始めたら止めるように行うと裂傷が大きくならない。

②牽引方向は，手前に引く力と方向，下方へ引く力と方向で合成されるベクトルへ動く。恥骨後面の角度と一致するように合成ベクトルを作り出す（図9d）。

③通常，手前に引く力が強すぎるため，児頭が動かないことが多い。

④初動は，恥骨をくぐり抜けるようにする。

⑤高い鉗子ほど，1位を意識して牽引する。

鉗子の抜去（図10）

- 原則的には，鉗子の抜去は児頭の発露の時点［後頭結節（外後頭隆起）の娩出時］，遅くとも児頭の額部が娩出された時点で行う。抜去が遅れると鉗子匙の下部で腟壁裂傷を起こしやすく，特にⅣ度裂傷の原因となりやすい。
- 抜去は挿入するときと逆の順序で，骨盤彎曲，児頭彎曲に合わせて，右葉，左葉の順に行う。決して，直線的に引き抜いてはいけない。可能であれば，会陰部を保護しながら抜去する（図10）。
- あるいは，抜去が早すぎると，児頭の娩出がうまくいかず手間取ることがあるので，児頭の後頭結節（外後頭隆起）の娩出前に抜去すべきではない。

母児双方の合併症の確認

　鉗子遂娩術が終了したら，母体においては子宮破裂，軟産道裂傷の有無，胎児においては損傷や鉗子圧痕の有無の確認を行う。鉗子圧痕に関しては，有無を記述し，圧痕のある場合は部位を必ずカルテに記載しておく。

　高在鉗子を行っていた時代は，頭蓋骨骨折，頭蓋内出血，頭血腫，頸腕神経麻痺，角膜損傷など，重篤な合併症が発生したが，中在，低在，出口部鉗子では要約と適応をきちんと守れば上述したような合併症には，通常遭遇しない。

　極端な言い方をすれば，鉗子遂娩術とは，胎児の確実な娩出を図るために母体の産道を犠牲にする手術であるので，慎重かつ丁寧に牽引しても軟産道裂傷（会陰裂傷，腟壁裂傷，頸管裂傷，腟円蓋裂傷）や子宮破裂，膀胱損傷，直腸損傷を起こす可能性がある（図11参照）。術後の診察は丁寧に行い，上述した合併症を見逃さないよう十分に注意する。

　軟産道裂傷を確認する場合，筆者は上方から下方に向かって確認するようにしている。すなわち，まず子宮収縮の良否と子宮破裂の有無を確認する。次いで，頸管裂傷，腟壁裂傷の有無を触診・視診で確認し，会陰裂傷の有無を視診で確認する。視診を行う場合は，必ず助手に腟壁を展開させ確実に行うことが肝要であ

ネーゲリ鉗子の手技（正常回旋，縦径児頭）／前方後頭位　7章

図10 鉗子の抜去

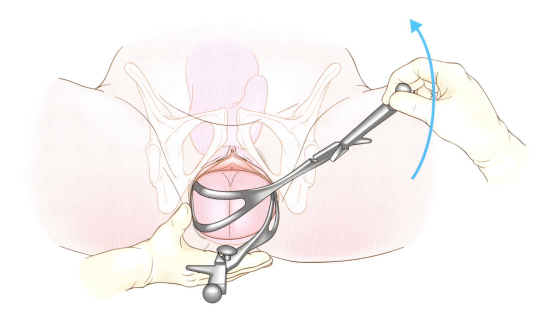

図11 片手牽引法
低在や出口部鉗子では，会陰保護しながら片手で牽引することもある。

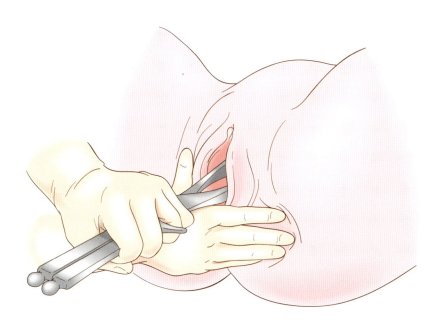

97

る。

　また，分娩直後は子宮口が十分に開大しているので，手首までの手を子宮腔内に挿入することが可能である。必ず手を子宮腔内に挿入し，胎盤遺残の有無，子宮破裂などの損傷の有無を確認することが肝要である。

参考文献

1）日本母性保護産婦人科医会（日本産婦人科医会）　研修ノートNo.58：急速遂娩術，1998.

8章

ネーゲリ鉗子の手技（特殊な状況）
高中在鉗子・前方前頭位・斜径・後続児頭鉗子

竹田　純, 竹田　省

高中在鉗子（station ＋2の鉗子）

　通常の鉗子分娩は，station ＋3よりも児頭が下降している状態で行われ，ネーゲリ鉗子，竹岡式鉗子，シンプソン鉗子などを用いて行われる。鉗子の経験が浅い産科医は出口部鉗子とよばれるstation ＋5，もしくは低在鉗子とよばれるstation ＋4の鉗子から行うとよい。

　内診でstation ＋5は恥骨後面が触れず恥骨下面もほとんど触れないほど児頭が下降しており，station ＋4では恥骨下面は触れるものの恥骨後面が触れないかわずかに触れる程度まで児頭が下降している。このような際の鉗子は1位への牽引を要さず，2位→3位のみ，場合によってはほとんど3位のみの牽引でも児を娩出できる。3位への方法へ適切に牽引するために分娩台を下げることで，上の方向（母体腹側方向）へと牽引することが容易となる。しかし，それよりも児頭が高い場合の鉗子分娩は，1位への牽引がとても重要になる。この場合はむしろ分娩台を高くすることで下の方向（母体背側方向）へ牽引しやすくなる*。

*p.95 図9C 参照

　特に高中在鉗子ともよばれるstation ＋2の鉗子分娩では分娩台をかなり高くして，なおかつ牽引の際に片膝を地面につけることが必要である。station ＋2の内診は恥骨後面が1/2近く触れることができ，児頭と骨盤底の間のスペースもかなり広く触れる。stationは子宮収縮時に努責をかけさせて一番児頭が下降している状態で評価をするため，高中在鉗子を行う際の陣痛間欠期に鉗子を挿入する時は，さらに児頭は高く位置している可能性もある。

　この状態ではそもそも鉗子の挿入自体が難しい。鉗子がかからない場合は速やかに帝王切開術に移行すべきである。高い鉗子を引く際の鉗子の挿入では鉗子の持ち手を下（地面方向）に下げながら，内診している側の指で鉗子匙を支えて（後述のキーラン鉗子の挿入において鉗子を回す際に持つ部分と同じような部位）より奥へと鉗子を押し上げるように挿入する（図2）。牽引の際は1位の方向にかなり長い間牽引する。普段，筆者は3位の方向へと片手牽引をするように，両匙交差部に右手の第3指を下から，左手は鉗子柄もしくは牽引鉤を第3指と第4指の間に挟むように鉗子を把持しているが，高い鉗子の際は下方向へと力が加わるように，利き手である右手を上から被せて牽引鉤に第2指と第3指をかけるように牽引している（左手は第2指を両匙交差部に下からかけている図*と似た持ち方。

*p.93 図8 参照

1位の方向に十分に牽引し，会陰が伸びてきて切れるようになる寸前まで牽引してから2位の方向へと牽引方向を変えると牽引可能である．なお，恥骨結合の後面が子宮収縮および努責をかけさせた状態でも，ほぼ全面触れるような高在鉗子は行ってはならない．

前方前頭位と後方後頭位の鉗子

　45°以上の斜径や横径の児頭での鉗子分娩はキーラン鉗子を用いて行う*．しかし矢状縫合が骨盤縦径と一致している回旋異常，すなわち前方前頭位，前方前頂位，後方後頭位ではネーゲリ鉗子を用いて鉗子分娩を行うことができる．

＊9章参照

　これらの分娩の注意点として，まず児頭の最大周囲径の位置がある．前方後頭位では児頭の最大周囲径は小斜径周囲となっているが，前方前頭位では前後径周囲となっており*，より大きい面で狭い産道を通過する必要がある（図1）．

　さらにはその最大周囲径の位置も問題である．一般的に児頭の下降度を評価するにはstationを用いるが，これは骨先進部の位置を表したものである．鉗子分娩の難易度と児頭の位置は直結するが，これは先進部の位置ではなく実は最大周囲径の位置に依存している．前後径周囲の位置は小斜径周囲の位置よりもより頭側に位置するため，見かけ上のstationが下がっている状態であっても，最大周囲径は高い位置に存在する．その誤差stationで表すときに+1か+2ぶんの差があるため，前方前頭位におけるstatio +4は前方後頭位におけるstation +2から+3と同じような難易度である．そのため，その牽引は2位からではなく，1位をしっかり牽引することから始まる．

　では，実際どのように前方前頭位の鉗子を牽引するかというと，W字に引くのがよいといわれている（図2）．

- まずは前述の通り，しっかりと1位の方向に牽引する．"しっかり"という意味は「より下方であることと，より長く下に牽引すること」を含む．イメージとしては，恥骨後面の角度よりもさらに下方向に牽引することで児頭の下降が始まる．

図1 頭位分娩における児頭の応形

前方後頭位では，小斜径周囲面が起点に応形機能が働き，後頭部方向に伸びることになる．

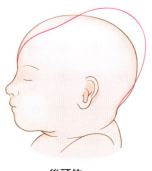

後頭位　　　　　　　前頭位

100

ネーゲリ鉗子の手技（特殊な状況）／高中在鉗子・前方前頭位・斜径・後続児頭鉗子　8章

図2 前方前頭位の鉗子手技

a：1位（下方向）に牽引する
前方後頭位に比べ，より下方へ牽引する。

b：3位の方向に牽引する

c：再度1位の方向に牽引する

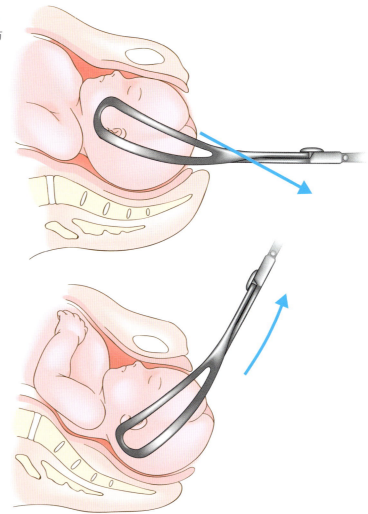
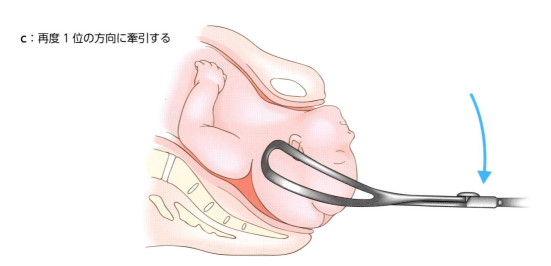

- 1位に牽引を行うと，大泉門次いで前額部が少し見えるようになるため，その後は3位に牽引を行う。これは牽引により児の反屈の程度は強くなり，最大周囲径は前後径周囲から大斜径周囲に近い部分へとさらに大きくなるためであり，3位に牽引を行い再度屈位に近い状態にする。
- この段階で2位に牽引してはならない。2位に無理に牽引すると，児頭の下降は得られずに鉗子だけが出てくることとなり鉗子が滑脱することがある。この場合は，牽引に要した力が娩出という胎児の下降運動に変換されず，ダイレクトに鉗子のかかっている部分に及んでしまうため，児の状態を著しく悪くする可能性がある。
- 十分に3位に牽引し児頭が動かなくなったら，再度1位へと牽引する。これにより児頭は娩出されるようになるが，2回目の1位を1回目の1位への牽引と同様の力で行うと児頭が飛び出して4度裂傷を含んだ重度の会陰裂傷となりうるため，2回目の1位への牽引は，ゆっくりと児頭が動く最低限の力で行う必要がある。

前方前頭位 vs 後方後頭位：どちらの娩出が難しい？

　児頭の目が母体腹側を向いているものに前方前頭位，前方前頂位，後方後頭位がある。これらを厳密に区別している臨床家も減ってきたかもしれないが，筆者の考えでは，これらの娩出の難しさには明確に違いがあると思う。鉗子分娩を教育してきた先人たち（指導医であった坂元正一先生や岡井崇先生など）の話を伝え聞くと，後方後頭位の娩出が困難であるという。まったくの同感である。ただし，団塊の世代や団塊Jrと呼ばれる分娩がとても多かった世代の後方後頭位と現在の後方後頭位はその対象が少し異なる印象がある。過去には多産の経産婦の第7子で巨大児のような分娩がざらにあったと思われる。このような分娩では，十分すぎるほど骨盤が広がるがゆえに巨大児であっても後方後頭位が発生していただろう。現在起こっている後方後頭位は，無痛分娩により非生理的に骨盤底の筋肉が弛緩し骨盤が広がって後方後頭位が起きていると思われる。

　これらの後方後頭位を鉗子分娩にしたときには，鉗子を1位に牽引した際に屈位が反屈位になるだけで，児頭の下降は認められない。その後も1位に引き続けることでようやく反屈位のまま児頭の下降が起こり始める。さらには先進部が後方であるため，骨盤軸に沿って母体腹側方向のいわゆる3位の方向に鉗子を牽引するが，ここでも先進部を後方から前方に向かわせるためしっかりと3位の方向に牽引する必要がある。そのため，最初から反屈位で前方に先進部が向かっている前方前頭位に比べて後方後頭位は娩出しづらいことになる。

斜径

　鉗子の装着には，児頭の向きに関係なく，骨盤に合わせて挿入する骨盤装着と，児頭向きに合わせて挿入する児頭装着とがある。骨盤装着するのはネーゲリ鉗子，後続児頭鉗子のパイパー鉗子であり，児頭装着するのはキーラン鉗子などの回旋鉗子である。最も使用されているネーゲリ鉗子は，構造上から骨盤装着が基本であるが，矢状縫合が斜径や横径となっている児頭に対して，どのように装着するかをこの項では述べる。

　ネーゲリ鉗子は骨盤装着するため，仙骨の彎曲に沿って鉗子柄と鉗子匙との間に上方に彎曲するように一定の角度をもって作られている*。このため，児頭の矢状縫合が縦になっているか，45°以下の斜径になっている場合にしか両側頬骨に左右の鉗子匙部分がかからず，横径，横定位では施行できない。キーラン鉗子を使用しないなら，45°以上の斜径や横定位では用手回旋をするか吸引分娩にするべきである。

*p.24
図6
参照

用手回旋

　矢状縫合45°以下のほぼ縦になっているものにおいては，ネーゲリ鉗子を用いて骨盤装着してもほとんど問題ないが，45°以上のものについては一方の鉗子匙部が顔面にかかるおそれがある。時間的余裕があれば怒責をかけさせ，児頭を誘導すると児頭の下降とともに，第2回旋が進み矢状縫合がほぼ縦となることがある。

- 時間的余裕がない場合は，用手的に回旋を図る。原則，施行前に超音波検査で胎位・胎向・胎勢を確認して行う。
- 図3に示すとおり，第1頭位の場合，陣痛間欠期に右手第2指（示指）から第5指までの4指を児頭側頭部と後腟壁の間に腟口6時方向から挿入する。
- 母指を人字縫合近くの後頭骨や前在側頭骨に置き，児頭を前屈させるようにしながら，4指で矢状縫合が縦になるように回旋させる（図4）。手を挿入するときに児頭が少し押し上がるので，収縮期に合わせていきませながら回旋させる要領である。
- 回旋が成功し，45°以下までに矢状縫合が回旋すればそのまま鉗子左葉，右葉と挿入し，娩出術を開始する。
- 第2頭位の場合は左手を挿入し，同様に回旋させる。少し児頭を持ち上げてから回旋させるのがコツである。
- うまく回旋させられないならば吸引分娩を施行するか，キーラン鉗子を使用して回旋・牽引する。

図3 斜径／横径の用手回旋 ①手指の挿入

第1頭位の場合は，右手第2指（示指）から第5指までの4指を児頭側頭部と後腟壁の間に腟口6時方向から挿入する。陣痛間欠期に行う。

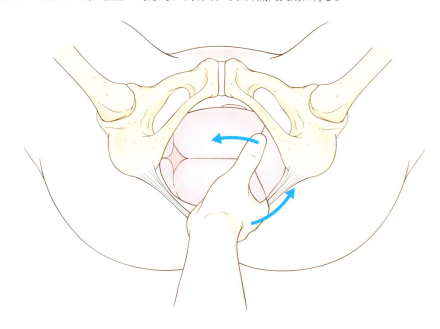

図4 斜径／横径の用手回旋 ②回旋方法

母指を人字縫合近くの前在側頭骨に置いて，児頭を前屈させるように押さえながら，4指で矢状縫合が縦になるように回旋させる。

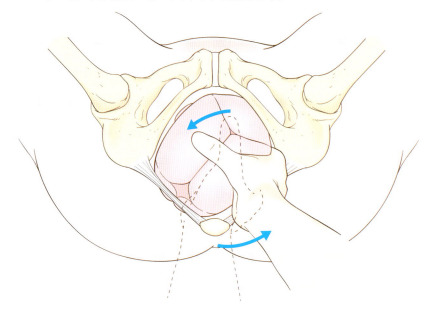

斜径（45°以下）

　矢状縫合45°以下の斜径では，骨盤装着で通常どおり鉗子挿入，牽引を行うか，ネーゲリ鉗子を心もち児頭装着気味に挿入し，牽引する。鉗子が合致しないようなら再挿入してやり直すことが大切である。鉗子挿入時は児頭が挙上されるので，十分怒責をかけさせて下降してきたところから牽引すると，骨盤装着で何の問題もない。

　矢状縫合45°程度の斜径では，ネーゲリ鉗子を児頭装着気味に斜めに投入装着することもある。

- 第1頭位の場合，鉗子挿入時，**用手回旋の要領で児頭をやや挙上するように右手を挿入し，左葉鉗子を通常どおり挿入し，その鉗子柄を助手に少し母体大腿内側方向に押すように持たせる。回旋させた児頭が戻らないようにするためである。**
- 右葉は通常どおり挿入し，合致させる。
- **十分怒責をかけさせ，児頭の下降と回旋を待ってから牽引を開始すると，骨盤装着していても顔面にかかることは少ない。**
- 第2頭位の場合は，用手回旋してから鉗子挿入，牽引するのがよい。しかし，顔面特に眼瞼周囲や眼瞼上に鉗子圧痕がくることがあるが，現在まで眼球損傷は発生していない。古くは眼球損傷がいわれたが，鉗子匙先端が眼球部に位置する場合に起こっており，著しく高い鉗子や浅く挿入したときにしか起こらないと考えている。
- stationが+2のような比較的高い位置の鉗子や矢状縫合斜～横の症例では，滑脱防止のみならず，鉗子匙先端が下顎や顎部にくるくらいに十分上方に挿入することが大切である。
- 鉗子牽引時は陣痛に合わせてすぐに牽引開始するのではなく，鉗子挿入時に挙上した頭部が，怒責をかけさせ児頭が下降，回旋した後から牽引を開始すると眼瞼部にかかることはほとんどなくなる。

ネーゲリ鉗子で児頭装着する方法

- 第1頭位の場合，左葉を誘導する右手を用手回旋のときのように，腟口6時方向から挿入し，4時方向に回旋させるように深く挿入し，鉗子左葉を挿入すると通常の位置より低くやや斜めに挿入され児頭装着となる（図5）。
- 左手は腟口8時方向から挿入し，10時方向へ回旋させ，鉗子右葉を挿入すると，4時10時方向に鉗子が入り，児頭装着される。
- station +4以下では上記の挿入は容易だが，station +2 ～ +3の比較的高い位置では，児頭装着はキーラン鉗子でないと困難である。
- 第2頭位では，児頭装着はさらに難しく特に右葉が入りにくく，挿入，合致しにくい。合致できなければ，キーラン鉗子や吸引分娩にするが，高い位置では帝王切開を考慮する。

図5 斜径の鉗子の装着法
① 通常の挿入
② 児頭装着する場合

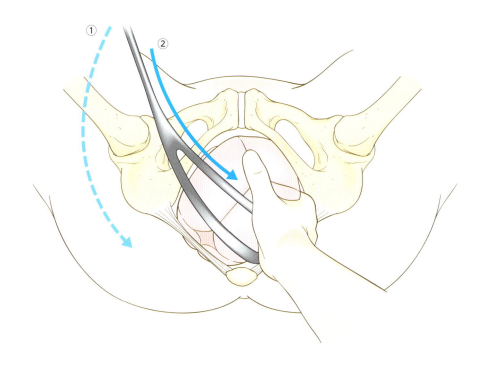

後続児頭鉗子

　後続児頭鉗子は骨盤位牽出術で児頭が娩出できない場合に使用されるもので，パイパー鉗子が用いられる。実際はネーゲリ鉗子で代用できる。
　骨盤位は児の合併症が多くなるため経腟分娩せず，帝王切開術で娩出することが多くなった今日，使用されることはほとんどない。骨盤位を経腟分娩していたころでさえ，ほとんどVeit-Smellie法で児頭は娩出されるため，私自身研修時期に2回の使用に立ち会い，自身2回のネーゲリ鉗子での実施経験しかない。しかし，Veit-Smellie法で児頭が娩出できなかった2例があることも事実であり，鉗子遂娩術を学んだことを感謝せずにはいられなかった。後続児頭鉗子自体は，児頭が下降しているため難しくなく，通常の鉗子技術を持っていれば問題なく施行可能である。児の躯体が前方にあるため，鉗子挿入のコツを知っていることが，ポイントとなる。

- 両上肢，肩甲が娩出した状態で児背が前方（母体腹側）に向いている状態で施行する。娩出躯幹を垂直に介助者にBracht法の要領で挙上してもらい，その状態でネーゲリ鉗子を用い，通常の方法と同様に鉗子挿入を行う（図6）。
- 児頭部が過伸展しないように，恥骨から腹側へ躯幹を挙上しないようにする。鉗子挿入側と反対側に躯幹を傾けると挿入しやすい。右葉挿入が困難なら胎児躯幹を母体左側方向へ傾けて行う（図7）。

図6 左葉の挿入

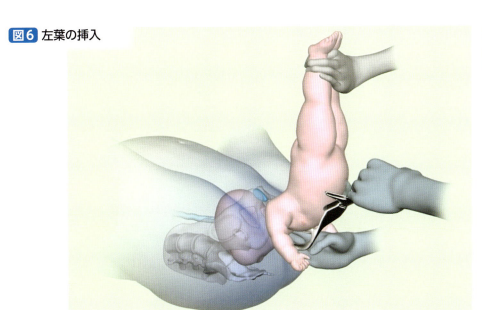

図7 右葉の挿入

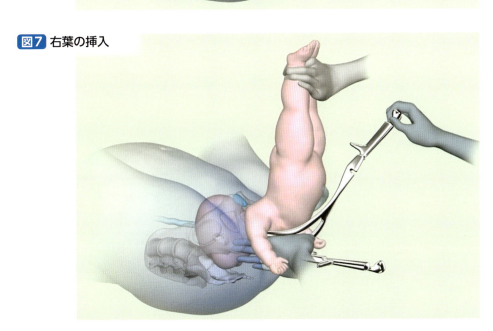

- 鉗子牽引は，恥骨後面の角度に沿って通常よりもさらに下方の1位方向に引くと初動が得られる（図8）。
- 動き始めれば，すぐに2位3位と回旋し，児頭は娩出される。鉗子牽引と同時に，腹部からの児頭圧出法を併用するとよい（図9）。
- 恥骨上縁から骨盤内に向けて手掌で児頭を押し出すように圧出する。
- 骨盤位牽出術を行う場合は，必ず万が一の場合に備えて，新生児蘇生の準備と鉗子の用意をしておく。

図8 鉗子牽引

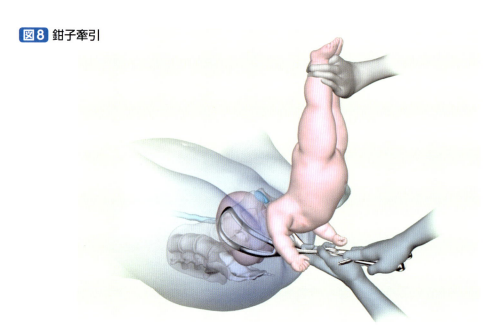

図9 児頭娩出

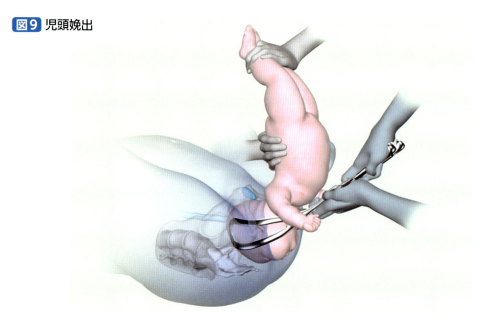

9章

キーラン回旋鉗子手技

竹田　純

骨盤装着と児頭装着

　鉗子の装着の方法として骨盤装着と児頭装着がある。

　骨盤装着は通常のネーゲリ鉗子の装着の仕方と同じで，骨盤縦径に平行に鉗子の両葉を挿入する方法である。この時，ネーゲリ鉗子の先端（鉗子匙，ブレード）は児の側頭の横を通り頬骨付近に接している（図1）。

　対して児頭装着は児がどの方向に回旋していようが，児の側頭の横を通り頬骨に接するように鉗子を挿入する方法である（図2）。つまり，回旋異常がない場合の骨盤装着は同時に児頭装着になっているといえる。低在横定位など矢状縫合が骨盤縦径から45°以上傾いている場合に骨盤装着で鉗子を挿入すると，図3のように児の顔面と後頭部に鉗子がかかることになる。この状態で牽引を開始すると圧力がかかり，特に目・鼻・口唇などの軟部組織が多い顔面側はダメージが大きく，角膜内皮細胞などの再生しない細胞にまでそのダメージが及んだ場合には，最悪の場合失明につながる可能性もある。

キーラン鉗子の特徴

　これを避けるために，回旋異常の際は鉗子を児頭装着する必要がある。しかし，ネーゲリ鉗子はキーラン鉗子と異なり骨盤彎曲がある（図4）。このため児頭装着をすると鉗子柄（鉗子の持つ部分）は母体の正中には位置をしなくなってしまう。ネーゲリ鉗子を児頭装着し回旋を行うと鉗子柄が円を描くように周り（図5），高度の腟裂傷・会陰裂傷を引き起こすことになる。さらには牽引方向と回す方向の2つの方向に力をかける必要性が出て，どの方向に牽引するかどちらの方向へどの程度力をかけたらいいのか加減がわからなくなる（図6）。そのため，回旋異常では骨盤彎曲のないキーラン鉗子を用いる必要がある（図7）。

　キーラン鉗子にはもう一つ大きな特徴としてsliding lockがある（図4）。

　ネーゲリ鉗子は左葉に接合部の突起があり，右葉にそれと対になる穴がある。右葉を左葉にはめるためには必ず右葉が上になるように鉗子を挿入する必要があり，必ず左葉が先に，次いで右葉の順に鉗子を挿入する必要がある（図8）。対し

109

図1 ネーゲリ鉗子を用いた骨盤装着

ネーゲリ鉗子が児の側頭部にかかっていることがわかる。

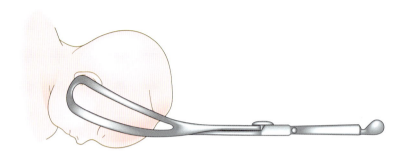

図2 キーラン鉗子を用いた児頭装着

キーラン鉗子も児の側頭部にかかる。必ず上葉が深く，下葉が浅くかかることとなる。

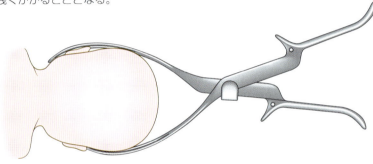

図3 低在横定位にネーゲリ鉗子を掛けたところ

ネーゲリ鉗子を通常の前方後頭位に準じて挿入すると，胎児の顔面に直接鉗子葉部が接着し，眼球損傷の危険が増す。

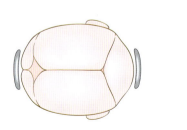 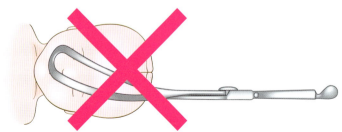

図4 ネーゲリ鉗子とキーラン鉗子

ネーゲリ鉗子は鉗子匙部に彎曲があり (a)，キーラン鉗子では彎曲がない (b)。

a：ネーゲリ鉗子

b：キーラン鉗子

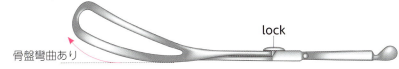
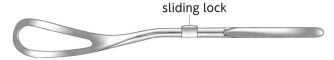
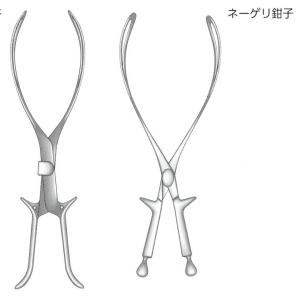

図5 低在横定位に対して骨盤彎曲を考慮してネーゲリ鉗子を用いた場合の鉗子の回旋

ネーゲリ鉗子を挿入して，骨盤彎曲を考慮して回旋異常を修正しようとすると，鉗子柄部の向きが斜めになり，鉗子柄部をぐるぐる円周状に回旋させる必要が生じてしまい，鉗子柄部の向きが刻々と変化してしまうために，母体の高度の産道裂傷を引き起こす可能性が高くなる。たとえ回旋異常を修正することなく骨盤彎曲に沿って牽引をしようとしても，鉗子柄部の向きが骨盤彎曲にほぼ直交する形となり，どの方向に牽引するべきかわからなくなってしまい，やはり母体損傷の危険がきわめて高くなる。

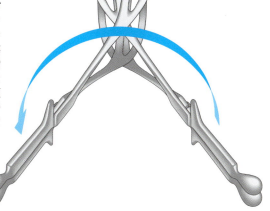

図6 低在横定位に対して骨盤彎曲を無視してネーゲリ鉗子を用いた場合の鉗子の回旋

ネーゲリ鉗子を挿入して，骨盤彎曲を無視して回旋異常を修正しようとすると，鉗子葉部が骨産道，軟産道を大きく動くために，回旋そのものが非常に困難であるうえに，母体の高度の産道裂傷を引き起こす可能性がきわめて高くなる。

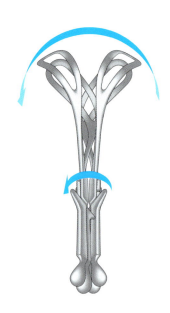

図7 キーラン鉗子の回旋における鉗子の軌道

キーラン鉗子は骨盤彎曲がないため，鉗子柄を回しても鉗子匙が大きく動かず児頭を回旋させることができる。

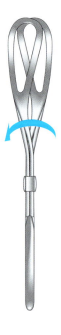

図8 ネーゲリ鉗子の挿入の順による違い

a：ネーゲリ鉗子を左葉右葉の順に挿入した状態
ネーゲリ鉗子を左葉右葉の順に挿入すると鉗子を合致することができる。

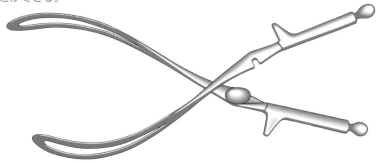

b：ネーゲリ鉗子を右葉左葉の順に挿入した状態
右葉左葉の順で鉗子を挿入すると接合部の凸の部分が，凹の部分よりも上に来てしまい，合致することができない。

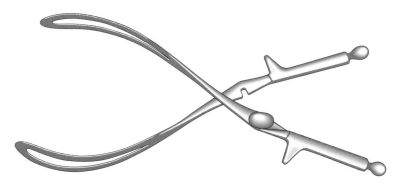

てキーラン鉗子の左葉にはsliding lockがあるものの，右葉はただ単に棒状になっており，左葉の接合部に合致するような特別な形があるわけではない。これは児が向いている方向によって左葉の次に右葉を入れるパターンと右葉の次に左葉を入れるパターンのどちらもあるためである。ただし，母体腹側に来るもの(上葉)が先に挿入される*。これはその後に挿入する下葉は通常のネーゲリ鉗子の右葉のように回旋させながら入れずに，先に挿入された上葉に合致するようにまっすぐに母体の背側方向に入れる必要があるからである。理論上は，下葉を先に挿入してから上葉を合致するように挿入することも可能のように思えるが，これは骨盤を形成する骨の存在により困難である（図9）。骨盤の背側（時計でいうところの6時方向）は尾骨の先端のみであり，その周囲（4時5時方向と7時8時方向）を形成する骨は存在しないが，腹側方向とその周囲は恥骨に囲まれているためスペースがあまりない。そのため上葉は可動性の問題から先に挿入すべきであり，ある程度可動域が確保されている下葉は後でも挿入可能なのである。

*p.118 参照

さらには，接合部がスライドすることにも大きな意味がある。これは両方の鉗子の入る深さが関係している。上葉は恥骨結合を超えて下葉よりも奥まで挿入することが可能である。それに対して下葉は仙骨の岬角に当たるため，それより奥に挿入することができない（図10）。左右を同じ深さまで挿入できるネーゲリ鉗子は接合部の深さもずれることがないためスライドさせる必要がないが，キーラン鉗子は両葉の挿入された深さが異なるため，鉗子頸の根本付近でも手元付近でも左右の鉗子が合致されたままである必要性からスライドできる必要がある。

　すべての鉗子をsliding lockにすれば解決する問題かもしれないが，ネーゲリ鉗子の固定されている接合部は，牽引の力を逃がすことなく鉗子の先端まで伝えるというよい役割があるため，やはり回旋鉗子のみでsliding lockが必要であると思われる。

図9 骨盤を斜めから見た図

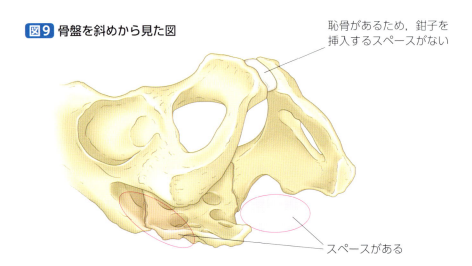

恥骨があるため，鉗子を挿入するスペースがない

スペースがある

図10 岬角に鉗子が当たっている様子

下葉として挿入されたキーラン鉗子の右葉の先端は岬角に当たってしまうため，それ以上奥に挿入することができない。そのため必ず上葉は深く，下葉は浅くかかる。

岬角に当たってしまう

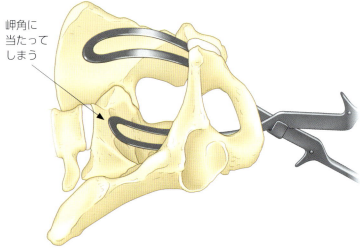

鉗子挿入に先立って

キーラン鉗子を挿入する前に重要な点が2点ある。

一つは内診である。鉗子を行う前には内診による児頭下降度，矢状縫合の向き，泉門の位置の評価が必須である。キーラン鉗子では矢状縫合の位置・方向の評価がより一層重要になる。低在横定位では前在不正軸進入をほとんどの例で合併し，さらに遷延した分娩によって著しい産瘤形成や骨重合を認める（ただし，無痛分娩の際には産瘤形成も骨重積もそれほど顕著ではない）。不正軸や産瘤や骨重積に惑わされず，正確な矢状縫合の位置と向きを評価することで，目に鉗子をかけてしまうことや誤って前方前頭位方向に回旋させてしまうことを回避できる。

通常の範囲の内診では評価が困難な場合は，中心だけではなく周辺もしっかり内診することや内診指をより奥まで進め耳介や耳孔の向きや位置を確認することで児がどちらを向いているか確認できる*。もちろん，経腹超音波や経会陰超音波などで眼球の位置や児頭の向きを確認するのもよい。

*p.130
[矢状縫合誤認]
を参照

もう1点重要な点は擬持である。擬持はこれから行う鉗子分娩を想像し，頭のなかでシミュレーションを行うことも含む。特に胎児機能不全を適応に鉗子分娩を行う際は，焦っているぶん正しい手順や丁寧な挿入と牽引が行えない可能性がある。通常のネーゲリ鉗子と比べて手順の多いキーラン鉗子では，なおさら心を落ち着かせてその後の手順を行う必要がある。またネーゲリ鉗子と同様に左右の鉗子が合致することを確認するが，キーラン鉗子ではそこから鉗子が滑ることも確認する必要がある（図11）。さらにはどちらが上葉になり，どちらが下葉となるかを確認する。これを間違えると前方前頭位方向に回してしまうことになり，大きな間違いとなる（図12）。

3つの鉗子挿入法

実はキーラン鉗子の挿入法は3つある。①wandering maneuver，②the first posterior maneuver，③cordua-Lorenzetti maneuver（直接法ともよばれる）の3つである。

①wandering法：先に上葉となるべき鉗子を通常のネーゲリ鉗子と同様の方法で挿入し，それを90°回旋させて上葉とする方法である（第1横定位の場合は右葉から挿入）。

②the first posterior maneuver法：下葉を先に挿入するこの方法は，直接（回旋させないで）下葉となる鉗子（第1横定位の場合は左葉から挿入）を母体の背側方向に挿入し，次いでもう片方の鉗子をネーゲリ鉗子と同様に挿入して上葉側に回旋させる方法である。

図11 鉗子をスライドさせている

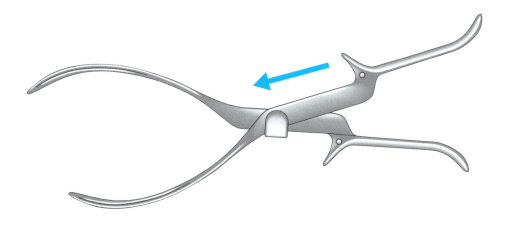

図12 鉗子を逆に回旋させると前方前頭位となってしまう

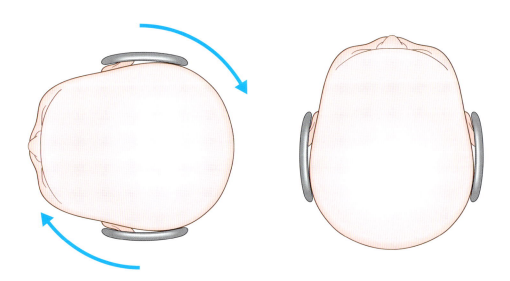

③cordua-Lorenzetti maneuver法：この直接法では，上葉となる鉗子を直接（回旋させないで）上葉として挿入する方法であるが，普段鉗子の挿入する際に3時または9時方向に内診している手を12時方向に置き，それに沿うように挿入する方法である。

　この3つの方法のどれが一番優れているかは，術者がどの方法を得意とするかでよいと思うが，3つの方法を比較した論文[1]では，②の下葉から先に挿入する方法ではあまり利点がないとのことであった。同論文では③の直接法の場合，鉗子と児頭との距離が一番短い，つまりこの方法で鉗子が一番深くまで挿入可能であるとしている。しかし，かつて行われていた高い児頭（まだ児頭第2回旋の途中であるため横や斜位であるもの）に対するキーラン鉗子と異なり，無痛分娩などで起こりやすい低在横定位では児の先進部がstation ＋4や＋5とある程度下降した状態になっているため，児頭と骨盤の間のスペースが少なく③の直接法による挿入は難しい。そもそも高い鉗子は，現在の日本においては「産婦人科診療ガイドライン産科編」では行わないようにされている[2]。筆者らの施設では①の方法を採用しており，以後の記載も①の方法に準じる。

実際の手順

　百聞は一見にしかずと言われる通り，実際の方法は本書のCG動画で確認してもらうとよい。ファントムを使用したキーラン鉗子の動画は，文献[1]でも確認でき，実際の産婦に行っている動画は文献3でも確認できる。

鉗子の擬持

　上述のように擬持は重要である。シミュレーションをするにあたって，どちらに回旋するのかを今一度確認する。

　例えば，第1横定位（小泉門が母体左側方向に位置し，児の目が母体右側方向に位置する低在横。英語ではleft occiput transverse；LOTと表現）の場合は，

- 児頭を反時計回りに90°回旋させると小泉門が12時方向に位置するようになる。そのため上葉にくる鉗子は右葉である。擬持の際にどちらに回旋すればいいのか実際にキーラン鉗子をその場で回して確認する。
- まずスタートの位置は，ネーゲリ鉗子の際の擬持と同様に回し終わった位置で持つ。この際に重要なこととして鉗子柄を左葉は左手，右葉は右手と適切な方の手で持つことである。
- 鉗子を持ったまま，次に児頭に合わせた位置に回す。
- さらにもとに戻して通常の向きに鉗子が向く（鉗子匙の先端が天井方向を向く）のを確認したのち，また元の位置に戻す（第1横定位の場合に右葉の鉗子匙が天井方向に位置し，左葉の鉗子匙が地面方向に位置している状態）。

- そして上（天井側）に鉗子匙がある方の鉗子の鉗子柄を適切な方の手で持ち，こちらの鉗子を先に挿入することを確定させる。
- さらには擬持の際に，そもそも鉗子分娩の適応があるかを確認することも重要である。すなわち，

①胎児機能不全

②分娩第2期遷延または分娩第2期停止

③母体合併症（心疾患など）

または，著しい母体疲労のため，分娩第2期短縮が必要と判断された場合のいずれかに該当することを確認する。

鉗子の挿入

第1横定位と第2横定位では，先に挿入する鉗子が異なることに注意をする。迷った場合には「児の顔面側から挿入する」と覚えるとよい。

第1横定位の場合

- 右葉から鉗子を挿入する。挿入する方法自体はネーゲリ鉗子と同様に行う。すなわち右手で鉗子柄の先端を持ち，自身の右側方向に弧を描くようにしながら，腟内に挿入した左手の親指で鉗子匙を9時方向に押し込んでいく。
- その後，鉗子匙を左手の第2指，第3指で時計回りに90°回し12時方向に位置するようにする。この際，少し鉗子を頭側方向に押し込むようにすると回しやすい。
- 次に左葉を下葉として直接6時方向に入れるが，その際に地面方向に向いているsliding lockが先に挿入した上葉とした右葉に上から被さって合致するように，鉗子を母体から見て右側から入れる必要がある。下葉を挿入する際のコツとしては，腟内に挿入している右手で少し鉗子匙を腹側方向に押し上げて，左手で鉗子柄を地面方向に押し下げるようにして挿入するとよい。イメージとしては，鉗子匙の先端が岬角にぶつからないようにするとわかりやすい。

第2横定位の場合 (図13)

- 第1横定位の場合の逆である。先に挿入するのは左葉からであり，左葉を上葉として反時計回りに90°回旋させる。この際，sliding lockは天井方向に空いている形になるため，その部分に右葉の鉗子頸が合致するように母体の右側方向から右葉を挿入する。つまり，第1横定位と第2横定位では先に挿入する鉗子は異なるものの，後から挿入する鉗子は，必ず先に入れた鉗子の母体右側方向から挿入することである。

斜位の場合

横定位ほどではないが，矢状縫合が骨盤縦径から45°以上傾いている場合にもキーラン鉗子は使いやすい。そもそも矢状縫合が縦径に一致している場合にもキーラン鉗子を用いた鉗子分娩は可能であるため，45°以内の斜位でも使用可能である。

図13 鉗子の挿入（第2横定位）

a：左葉から挿入

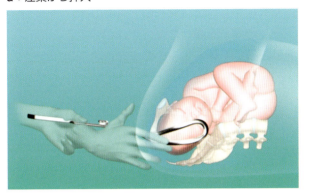

b, c：左葉から上葉として反時計回りに90°回旋させる

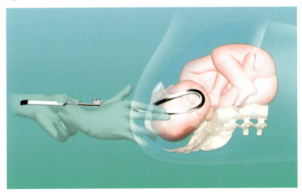
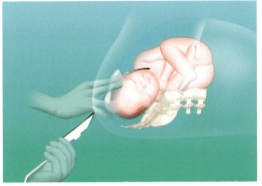

d, e：右葉を下葉として直接6時方向に挿入

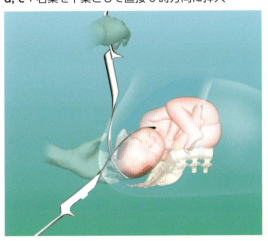
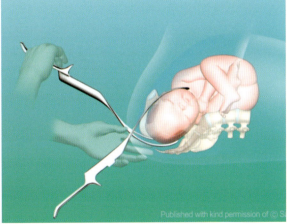

しかし注意点として，そもそも内診で斜位と確認された場合でも不正軸を伴っている場合は，児の目の位置は意外と3時9時方向に近いことがある。そのため内診では，児頭の先進部のみならずその周囲も確認し，矢状縫合がどちらの方向へ向かっているのか確認する必要がある。そして鉗子を掛ける際はそれらも考慮して，自身が思っているよりも真横に近い形で鉗子を挿入する必要がある。

鉗子の合致（図14）

- 鉗子の両葉を挿入してわかることだが，必ず鉗子は上葉が奥，下葉が手前に位置するようになる。そのため，sliding lockは鉗子頸の奥ぎりぎりの部分で合致するはずである。
- 合致できることが確認されたら，ここで再度内診を行う。これは上葉を挿入する際に鉗子を回旋させることに伴って児頭も少し回旋することがあるからである。
- 矢状縫合と垂直の関係で鉗子がかかっていない場合は，用手回旋を行うとよい。通常はいったん鉗子の合致を解き，次の子宮収縮のタイミングで左右の鉗子を合致させるが，このような場合は，鉗子を合致せずに用手回旋を行い，垂直の状態となった段階（側頭部に鉗子がかかっている状態，いわゆる児頭装着の状態）で鉗子を合致させ，それ以降児頭が動かない状態にしておくとよい。

試験回旋・試験牽引（図15）

- 子宮収縮に合わせて努責をかけさせる前に一度試験回旋と試験牽引を行う。これは実際に児頭が回旋するか，児頭が下降するかを確認する目的で行う。
- 鉗子を回旋させる時は，鉗子の回旋に追従して児頭も回っているかを確認する。このためには図16に示すように，奥の手（通常は左手の第2指）で内診をして骨縫合か小泉門を触りながら回旋させることが重要である。鉗子は回旋しているが，児の表面を滑り鉗子だけが回っている状況になっていないかを確認する。

図14 鉗子の合致

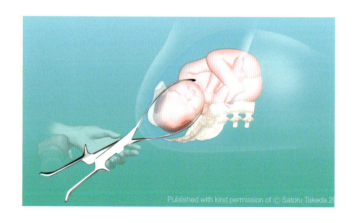

図15 試験牽引

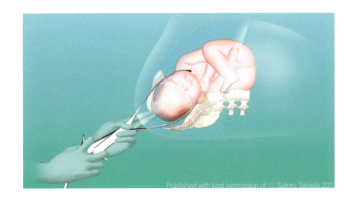

図16 回旋

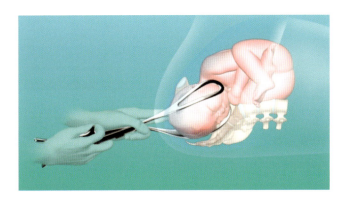

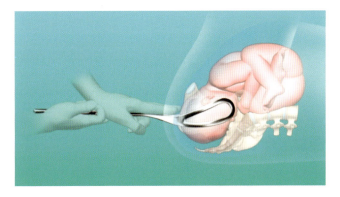

- この際に児頭を回旋できないもしくは児頭の下降が見られない場合は，一度鉗子を抜去し，もう一度合致までの手順をやり直す．それでも同様に回旋や児頭下降ができない場合は，鉗子分娩を取りやめて帝王切開術にするべきである．なお，鉗子分娩を取りやめて待機するという選択肢はない．これは待機ができる状況であればそもそも鉗子分娩の適応を満たしておらず，最初の擬持の時点で適応があることを確認できていなかったということである．

図17 牽引

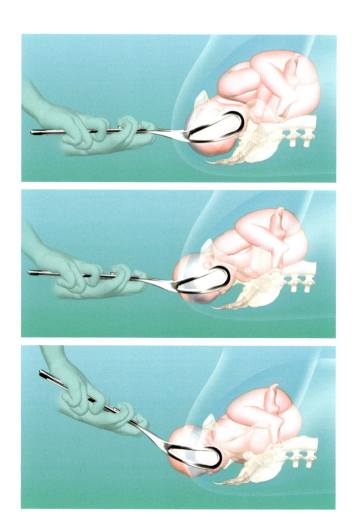

回旋・牽引（図16, 17）

- 陣痛周期がきたら呼吸を整えさせて，努責の準備をさせる。この時に，まだ鉗子が合致していない状態であれば鉗子を合致させて待機をする。
- 努責をかけさせるタイミングもしくはそれより少し早いタイミングで児頭を前方後頭位になる方向へ回旋させる。試験回旋の時と同様に，必ず内診で児頭も追従して回旋していることを確認しながら回旋を行う必要がある。
- さらにもう一点重要なのは，奥に入っている方の鉗子の鉗子鉤を牽引しながら回旋させることである。90°回旋させて前方後頭位の位置にくるのと同時に，左右の鉗子鉤が同じ高さになることが理想である。左右の鉗子鉤を同じ高さにするためには奥に入っている鉗子の鉗子鉤を牽引する方法のほかに，手前側の鉗子の一番手前の部分（通称鉗子のお尻の部分）を押し込むという方法もある。

図18 鉗子の抜去

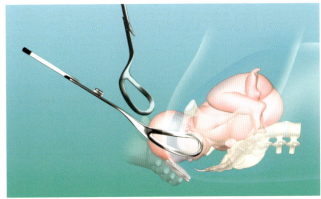
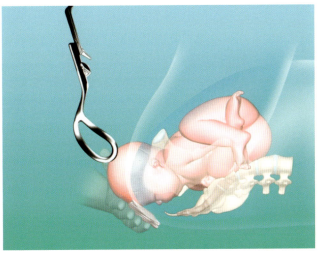

押し込みやすくするためにキーラン鉗子の手前の部分は広がる形状をしている。
- いざ前方後頭位に回旋したら牽引を開始する。回旋させる際は内診指で児頭の回旋をチェックしていたが，この段階で通常のネーゲリ鉗子と同様の持ち方に変更し，牽引を開始する。鉗子を1位の方向に牽引する必要のある時にはより下（母体背側方向）に牽引することを意識する。これはキーラン鉗子には児頭彎曲がないためであり，恥骨結合を超えるためにはより下に牽引する必要があるからである。2位の牽引は通常の方法でよいが，同様の理由で3位の牽引もネーゲリ鉗子のそれよりもやや上（母体腹側方向）の方向に牽引することを意識するとよい。

鉗子の抜去（図18）

- 鉗子の抜去の方法は通常のネーゲリ鉗子と同様である。すなわち，右葉→左葉の順に児頭の彎曲に逆らわないようにして愛護的に抜去する。

10章

児頭用手回旋

竹田　純

正常の児頭の回旋

　正常の分娩では，児頭が最終的に前方後頭位となる。そこまでに至る過程で児頭は回旋するが，これは骨産道が入口部から出口部にかけて横長から縦長となり，その中を大きな児頭が通過するためである。つまり，正常の児頭の回旋を理解するには児頭と骨盤との関係および骨盤軸を理解する必要がある。

　まず，骨盤の入口部においては前後径が11.52cm，横径が12.25cm[1]とされており，ここを通過するために前後径が長く横径が短い児頭は横向きである必要がある（図1）。さらには，児の最大周囲径は最小となるのは小斜径（図2）であり，陣痛による尾側への娩出力と産道の抵抗を受けて，児は回旋の最初の段階，つまり，第1回旋として頤を胸部につけ小泉門が先進する屈位を取るようになる。その後，骨盤の一番広い部分である濶部で第2回旋として児の後頭が母体の腹側方

図1　骨産道の変化と児頭の関係
骨盤の入口部は横長の形となっているため，前後径が長く，横径が短い。児頭は横向きで骨盤内へ進入する。骨盤濶部に入り前後径も横径も広くなると，縦長である骨盤出口部に向けて児頭は回旋し最終的に前方後頭位となる。

図2　児頭諸径線
小斜径が最短で約9cm，前後径は約10.5〜11cm，大斜径が約13cmとなる。

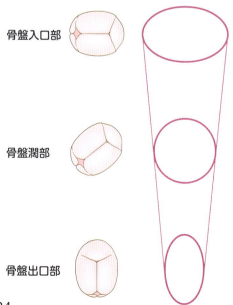
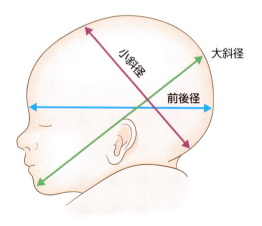

向を向くように回旋する。これは，骨盤の出口部では入口部とは逆に前後径が11.5cm，横径が10〜10.5cmと縦が広くなっているため，回旋が起こる必要があるためである。

　第2回旋の後の産道は，母体の腹側方向に向かうため，第3回旋として胎児の項部と恥骨結合下縁が接して支点となり，児がのけぞるように反屈位を取るようになる。次いで第4回旋は，肩甲を娩出するために母体の横を向くように起こる回旋であるが，児頭の娩出をメインに扱う本項では扱わない。

回旋異常とは

　上述の正常の児頭回旋以外のものはすべて回旋異常であり，表1のようなものがあげられる。

　そのなかでも高在縦定位は骨盤内に進入できないものであり，子宮頸管が熟化し全開大となっても児頭が高い位置に存在し，矢状縫合が縦の場合は高在縦定位と診断する。この状態から児の下降がみられない場合は，臨床上いわゆる児頭骨盤不均衡の状態であると考えられ，帝王切開術が必要となる。そのほかにも経腟分娩が困難で帝王切開術が必要なものとしては，腟から額や顔がみえる後方額位や後方顔位などがあるが，その発生率は著しく低く，筆者は正常形態の正常発育の胎児においてその発生に遭遇したことはない。

　経腟分娩が可能な回旋異常を回旋ごとに考えてみる。

表1 回旋異常の種類

不正軸進入	前頭頂骨進入	
	後頭頂骨進入	
高在縦定位		
反屈位	頭頂位	頭頂位
	前頭位	前方前頭位
	額位	前方額位
	顔位	頤前方顔位
反屈位の後方回旋	前頭位	後方前頭位
	額位	後方額位
	顔位	頤後方顔位
後方後頭位		
低在横定位		
過剰回旋		

第1回旋の異常では、頤部が胸部から離れる胎勢の異常としての反屈位や頭頂位がある。第2回旋の異常としては、通常とは反対に回る（第1頭位の場合に児頭が母体尾側方向からみて時計回りに回る）前方前頭位などの回旋異常がある。ただし先進方向が前方のため、あくまでも第1回旋の異常とみなす考えもあるが、簡単な理解のために本項では前方に後頭がない場合は第2回旋の異常として扱う。この前方前頭位は、経腟分娩が可能な回旋異常のなかで最も遭遇率が高いものであり、児の目が母体腹側を向いていると考えると理解しやすい。

　児の目が母体腹側を向いている回旋異常を英語ではocciput posteriorとよぶが、実際には先進部分とその進行方向により前方前頭位、前方前頂位、後方後頭位がある（図3）。このなかでも第3回旋異常でもある（母体腹側方向に進行しなければならない状況において背側方向に進行している）後方後頭位が最も娩出が困難である。

　ほかにも第2回旋の異常として、児の目が横を向いている状態である低在横定位も遭遇する。低在横定位では基本的に第3回旋異常でもある前在不正軸進入を伴っており（図3）、後述のようにそれを整復するには、不正軸進入も同時に整復する必要がある。

図3 児が母体腹側方向を向く回旋異常

英語では occiput posterior と表現されるが、日本語では先進部と進行方向によって3種類に表現される。児のの屈位の程度の違いだけではなく、娩出の困難さも異なってくる（詳細はp102のコラム参照）。

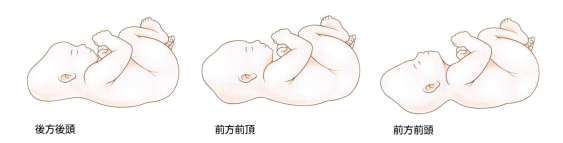

母体腹側

後方後頭　　　　前方前頂　　　　前方前頭

母体背側

回旋異常に気付くきっかけ

　分娩が遷延しているときは回旋異常を伴っていることも多い。その因果関係として，分娩が遷延しているために回旋異常となっているのか，回旋異常が存在するために分娩が遷延しているかは不明である。

　特に，そもそも無痛分娩が回旋異常の原因となるため，無痛分娩の際は回旋異常が存在しやすいことを念頭に内診を行う。その原因は麻酔により骨盤筋群の緊張が弱まり，急激に骨盤底のスペースが広がることにより，正常な児頭の回旋が起こる前に児頭が下降することが考えられるが，科学的根拠は今のところない。また，無痛分娩では疼痛の訴えが少ないか，あるいは消失していることも多いが，回旋異常の際は児頭の下降が障害され，骨盤壁に強くあたるため，陣痛とは異なる骨盤痛を訴えることが多い。特に麻酔域が確保されている時に疼痛を訴える場合は，積極的に回旋異常を疑い精査する。

　陣痛がコントロールされているにもかかわらず産婦が骨盤痛や腰痛を訴える時は，回旋異常を念頭に内診を行うとよい。産瘤が顕著な場合は，内診での児の回旋の評価が困難となることがあるため，産瘤形成前から矢状縫合の向きや先進部の位置を断続的にパルトグラムに記載することが大切である。それでも判断に困る時には，超音波による補助診断も有効である。

児の目の損傷

　回旋異常に気付かないまま，通常の骨盤装着による鉗子分娩を行うと鉗子痕が児の眼瞼にかかっていることがある。

　筆者らの施設では，児の眼瞼にかかったものは原則として眼科の医師へ診察依頼を行っているが，児の眼科的異常は角膜損傷，眼瞼結膜出血，眼球結膜出血，硝子体出血など多岐にわたる。しかし，実際はわれわれの施設でも鉗子痕がないほうの目に損傷を認めることがあり，また，器械を用いていない正常経腟分娩でも全例検査を行うことによって10％ほど上述のような目の損傷があるという報告もあるため，すべてが鉗子分娩由来の損傷ではないと考えられる。幸いなことに，筆者らの施設では恒久的な損傷に至った例は1例もないが，文献によってはその後の白内障の発症率が高くなるなどの報告もあり，やはり，回旋異常を正確に診断し，鉗子遂娩術を行う際は，眼瞼部を避け正しい位置に操着するようにする。特に，矢状縫合45°以上の斜位や横位では，用手回旋を試み回旋できない場合は，吸引分娩もしくはキラー鉗子を用いて娩出する。

用手回旋の適応

　回旋異常に遭遇した場合は，まず陣痛の強さを評価する。微弱陣痛と回旋異常はそのどちらが先の原因かは不明だが合併していることが多い。微弱陣痛があれば陣痛促進を行い，回旋異常が修正できないときは用手回旋を試みる。用手回旋が成功した場合は，帝王切開術や器械分娩が避けられることもあるため，積極的に行うとよいが，すべての回旋異常を用手回旋する必要はなく，児頭の高さや分娩進行の状況をみて必要な時のみ行う。

　例えば，station +1や+2の段階で矢状縫合が真横を向いている場合は，通常の児頭回旋と異なり回旋異常に該当するが，低在横定位ではなく分娩の進行とともに児頭回旋が起こることもあり用手回旋は必要ない。それどころか，児頭が高いうちに用手回旋を行うと臍帯脱出が起きることもあり，かえって不利益となる場合がある。しかし，station +4の段階でも矢状縫合が真横の場合は低在横定位であり，用手回旋を行う対象となり得る。無痛分娩では回旋異常の頻度が増すが，用手回旋自体は麻酔薬により内診の疼痛がなくなっているため，むしろ行いやすい。

　順天堂大学産婦人科での用手回旋の適応は，station +3～+4の低在や低在中の児頭で斜位や横位のものを原則としている。つまり，用手回旋により，矢状縫合が45°以下のほぼ縦になることにより自然分娩が起こりうるものや，ネーゲリ鉗子が安全確実に操着できるものを対象にしている。

児頭用手回旋の実際

　無痛分娩時の回旋異常では，ほぼ必ずと言ってよいほど不正軸進入を伴っていることが多く，不正軸進入として先進している部位を押し上げるようにして小泉門を12時方向へ向くように力を加えると回旋が容易である。ただし，用手回旋は技術の伝達が難しくon-the-job-trainingとして感覚を身に付けるまでは成功しないことも多い。用手回旋を試みても児頭の回旋に至らない場合は，無理をせず用手回旋を一度中止し，代替案として心音が問題なければ自然回旋を待って更なる経過観察，心音異常がある場合は，器械分娩もしくは緊急帝王切開術を行う。器械分娩が必要である場合は，吸引分娩が顔位などの特殊な場合を除いて回旋異常にも対応できる方法である。しかし，回旋異常の際は容易に分娩に至らず頻回の牽引やクリステレル胎児圧出法が必要になり，かえって児の予後を悪化させる可能性もあるため注意が必要である。より娩出力の強い鉗子では，回旋異常にも対応可能なキーラン鉗子を用いることもできる。

128

児頭用手回旋は，"用手回旋"という言葉からイメージするように児頭を手でつかみパチンコ台で玉を打つ時のように，ぐるっと児頭を回すようなものではない（図4）。

実際には，用手的な方法と用指的な方法がある。用手回旋は，手掌を側頭部にかけ回旋させる方法である（図5）。用指回旋では，指先を使う方法で示指および中指をラムダ縫合や矢状縫合にかけて回旋させる方法（図6）や，先進している産

図4 誤った用手回旋のイメージ

その場でぐるっと児頭を回すイメージではなく，実際は通常とは異なった児の先進部を奥に押し込むイメージで児頭を回す必要がある。

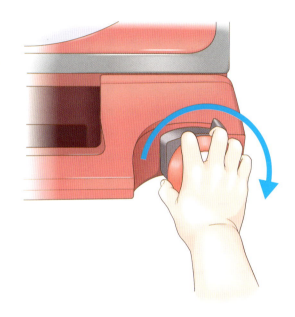

図5 用手回旋

用手回旋では親指で児頭全体を押し上げ，側頭部にかけた手掌全体で児頭を回す。

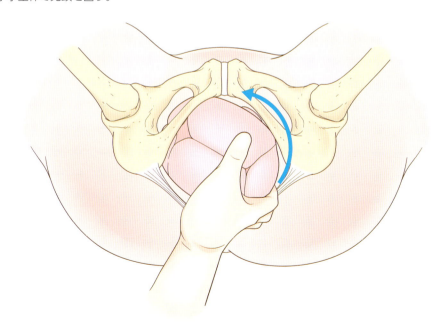

瘤の部分を押し上げて回す方法（図7）がある．後者の回し方で，右手で児頭を時計回りに回す際には野球でスライダーやカーブを投げる時のようなイメージで回す（図8）．実際にはこれらの用指回旋がメインの方法である．

矢状縫合誤認

　本文中にもあるように，回旋異常は不正軸進入を伴っていることが多い．その際に"片方のラムダ縫合を矢状縫合と誤認している"ことによく遭遇する．例として，児が母体の右側方向に向いている（第1頭位）低在横定位の症例があったとする．この際に前在不正軸侵入かつ屈位となっていることにより，右のラムダ縫合を矢状縫合と誤認して矢状縫合が縦と認識することがある．これは内診をしてまず触れた骨縫合を矢状縫合であろうと安易に思ってしまうことが原因であり，その周囲までしっかりと内診していない証拠である．誤診をしたまま鉗子遂娩術を行うと顔面にかかることになり，医療事故の原因となる．

　骨縫合を触れたらその対側を含めて全周性に内診することで，小泉門と大泉門を両方認知すると回旋異常に気付きやすい．産瘤が著しく（そうであっても全周性に内診をすることでどこかに骨縫合は触れることが可能であるが）骨縫合がわからない場合は，その奥まで内診することで児の耳を触れることが可能であり，耳孔の向きにより回旋を認識することが可能である．

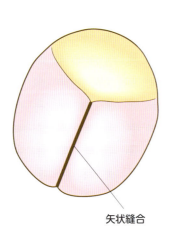
矢状縫合

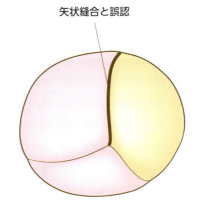
矢状縫合と誤認

児頭用手回旋 10章

図6 用指回旋
用指回旋では骨縫合に指をかけて回すと成功しやすい。また，その場で回すのではなく児頭を押し込むように母体頭側方向への力もかける必要がある。

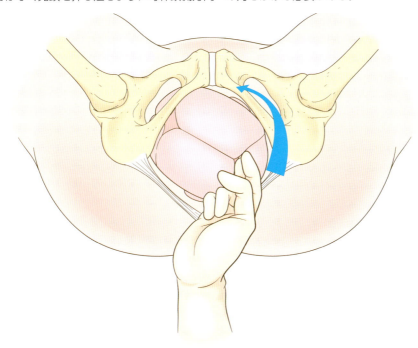

図7 不正軸進入の際の用手回旋
不正軸進入によりできた産瘤に指をかける。他の方法と同様に児頭を母体頭側方向に押し上げながら児頭を回旋させる。

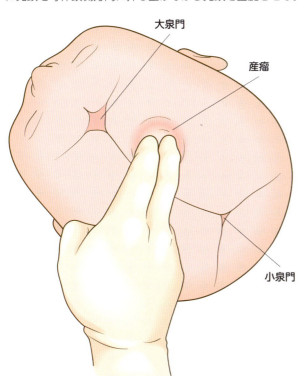

大泉門
産瘤
小泉門

図8 スライダーやカーブのイメージ

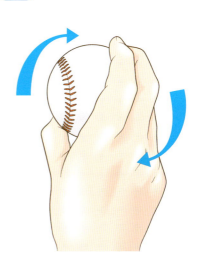

実際のコツとしては，児頭を押し上げ屈位を取らせることである。そもそも回旋異常では不正軸進入を伴っていることが多く，通常とは異なる部分が先進しているが，その先進部を母体頭側方向に押し戻すようにして最大周囲径が骨盤の濶部に位置する状態で回すのがよい。その際，児頭が屈位を取れば，あまり力は必要でなく，むしろ自然と回るような感覚に近い。ただし，あまり高い位置で児頭を回そうとすると，児頭を押し上げた時に臍帯脱出が起こる危険性があるため，**少なくとも児頭がstation＋2よりも下がっている状態で行う**。用手回旋や用指回旋で児頭が回った後に手を外すともとに戻ってしまうこともあるため，その場合は，次の陣痛まで児頭を固定しておき，努責をかけさせ前方後頭位のまま児頭を下降させると，再度回旋異常に戻ることを回避することができる。

参考文献

1) 武谷雄二，上妻志郎，藤井知行，大須賀 穣 監修：産道. 第3版プリンシプル産科婦人科学 2. メジカルビュー社，2014; 121-122.

北半球の小泉門はおかしい!?

　鉗子分娩時，後輩の『矢状縫合，縦径に一致しています。小泉門12時方向です！』をうのみにしてはいけない。

　実際に内診すると，確かに小泉門はおよそ12時方向に位置しているが，その位置が問題なのである。地球儀でいうところの北極に近いロシアやアラスカのあたりに小泉門が触れる場合は，回旋異常が伴っていることが多い。そのようなときは，矢状縫合を6時方向に追ってほしい。矢状縫合は5時方向か7時方向に続いていくはずである。

　これは無痛分娩に特徴的な不正軸進入と回旋異常を伴った分娩進行であり，ネーゲリ鉗子をかけると目にかかってしまう。ただ単に，赤道付近の矢状縫合をみるのではなく，北極から南極までじっくり内診することで，不正軸進入と回旋異常をみつけることができる。

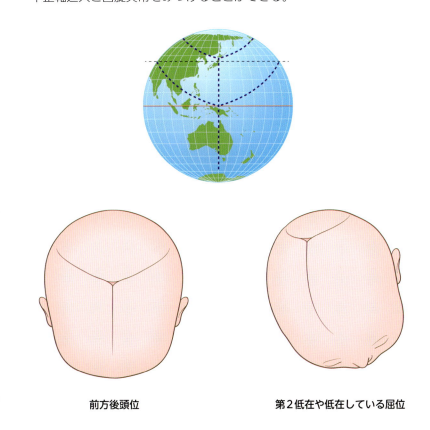

前方後頭位　　　　　　　　　第2低在や低在している屈位

11章

無痛分娩と器械分娩

竹田　純, 竹田　省

無痛分娩のニーズとその診療体制

わが国における無痛分娩の割合は, 2007年の全国調査では2.6%であったが, 2016年には6.1%, そして2020年には8.6%へと増加している[1~3]。しかし, この増加が"無痛分娩のニーズの高まり"を直接的に反映しているとは限らない。無痛分娩の実施方法は現代とは異なるものの, 歴史的には1853年にイギリスのヴィクトリア女王がクロロホルム吸入を用いた無痛分娩を経験しており, わが国においても1916年に与謝野晶子が順天堂医院で無痛分娩を行った記録が残されている[4]。つまり, 無痛分娩へのニーズは少なくとも150年以上前から存在していたと考えられる。

わが国における無痛分娩率が諸先進国と比較して低い背景には, そのニーズに十分応えられる体制が整備されていない可能性や, 無痛分娩に従事する産科医や麻酔科医がその重要性に見合った適切な評価を受けていない可能性が考えられる。無痛分娩を安全に実施するための望ましい施設体制については, 無痛分娩関連学会・団体連絡協議会(The Japanese Association for Labor Analgesia；JALA)が提言を行っており, その遵守は無痛分娩の普及においても重要である。しかしながら, 無痛分娩の普及には施設体制の整備にとどまらず, 医療従事者が無痛分娩に関する高度な知識と技術を習得することが求められる。これらの条件が満たされることで, より多くの妊産婦が安全かつ安心して無痛分娩を選択できる環境が整うと考えられる。本項目では無痛分娩によって起こりうる変化とそれに対応するための産科医の技術について述べる。

無痛分娩の特徴と合併症

無痛分娩の種類はさまざまであるが, 主に欧米で行われているのは硬膜外麻酔, もしくは脊髄くも膜下硬膜外併用麻酔Combined Spinal Epidural Analgesia(CSEA)であり産科麻酔医が行っている。通常硬膜外麻酔のその後の薬剤注入は, 患者自身が疼痛を感じた時に行う自己調節鎮痛法(Patient Controlled Analgesia；PCA)が用いられている。麻酔法の具体的方法については成書に譲るが, 今後日

本でも主流となっていくこの麻酔法による無痛分娩は，自然分娩とは異なるため
その特徴を理解し，管理法に習熟する必要がある。原則，自然陣痛発来後の24
時間対応での無痛分娩であり，計画分娩の場合は別項に述べるが，この麻酔法に
よる分娩管理について産科側立場から解説する。

　麻酔の方法，局所麻酔薬や麻薬の種類，濃度などによりその効果，合併症など
異なる。硬膜外麻酔，脊髄くも膜下硬膜外併用麻酔の特徴(表1)，適応と禁忌(表
2)を示す[5]。メリットがあると同時に合併症，デメリットも存在するためその生
理，病態について習熟するとともにその管理，対応を医療スタッフ全員で共有す
ることが重要である。もちろん無痛分娩を希望する妊婦に対しては，あらかじめ
外来にて無痛分娩法やその合併症，対応について説明資料を用意し，緊急対応も
含めてインフォームドコンセントを習得しておく。
　麻酔による合併症では，交感神経遮断や仰臥位低血圧症候群などにより複合的
に重篤な低血圧が発症することがある。子宮左方転位，輸液負荷で改善しない場

最初の有名人の無痛分娩

　現代では芸能人やインフルエンサー達のみならず，誰でも気軽にSNS上
で分娩報告をすることも多くなった。まだまだ大多数が無痛分娩を選ぶ日
本ではないが，このような報告を見て無痛分娩を希望する妊婦さんも増え
てきたのではないだろうか。
　では，このような無痛分娩の最初の報告をした有名人は誰なのだろう？
　筆者の所属する順天堂では『みだれ髪』や『君死にたまふことなかれ』など
で有名な与謝野晶子の無痛分娩の記録(パントポンスコポラミンの筋注)が
残っている。
　与謝野晶子は雑誌『明星』などにいわゆるエッセイやコラムのようなもの
をたくさん書いているのだが，そのなかに自然分娩の大変さを綴った書物
や無痛分娩の良さを説いたものなどがある。自然分娩では「悪龍(あくりょ
う)となりて苦み猪(い)となりて啼(な)かずば人の生み難きかな」と分娩の
苦しみを詠み(与謝野晶子著『産褥の記』青空文庫より)，無痛分娩では「さながら
熟した栗の實(み)が風に吹かれて殻から落ちるやうに自然らしく，殆ど苦
痛らしい苦痛を感ぜずに産をした。」と綴っている(鉄幹晶子全集17『無痛安産
を経験して』勉誠出版より)。
　今から100年以上も前に無痛分娩の体験を世間に届けた与謝野晶子こ
そ，インフルエンサー最古参の一人であったのであろう。

合はエフェドリン5mgを投与する。特異なものとして発熱，投与したオピオイドによる掻痒感などがある（表3）[5]。発熱は機序不明であるが，15％で38℃以上になることもある。感染がなければクーリング，経過観察をする。

産科管理上の問題点は，表4に示す。麻酔導入後の胎児心拍異常は母体低血圧や発熱，子宮頻収縮や過強陣痛によるものがある。頻収縮や過強陣痛は麻酔開始後10〜30分前後に起こることが多い。カテコラミンは子宮収縮の抑制に働く。そのため，鎮痛により母体ストレスが軽減すると血中カテコラミンレベルは低下し，子宮収縮は増強する説が提唱されている。

遷延一過性徐脈が高度の場合，ニトログリセリン50〜100μgの投与が必要になることがある。

微弱陣痛による分娩時間（分娩第1期，第2期）の延長，分娩停止により，陣痛促進剤による陣痛促進が必要となる頻度が増強する。また，骨盤底筋群の弛緩により児頭の第2回旋が行われないまま児頭が下降し，低在横定位，分娩停止となり，用手的児頭回旋法や器械分娩の頻度が増加する。児頭が横のまま進入し低在横定位となり分娩が進行しなくなると通常，前頭頂骨進入した不正軸位となりやすく，内診で誤診断を招くので留意する。児頭が縦のまま進入すると，高度の屈位となる後方後頭位の回旋異常も稀に発生する。その結果，分娩停止や回旋異常による器械分娩の頻度が増加する。このため，無痛分娩を希望する妊婦には，陣痛促進や器械分娩となる可能性が高まることを十分に説明する必要がある。筆者らの検

表1　硬膜外麻酔，脊髄くも膜下硬膜外併用麻酔の特徴

1. 痛みがなくリラックスして分娩ができる
    1）体力消耗が少ない
    2）痛みに対する不安，恐怖を除く
2. 麻酔による分娩への影響がある
    1）分娩時間（第1期，第2期）が延長する
    2）微弱陣痛，分娩遷延に対して陣痛促進による介入率が高くなる
    3）器械分娩率が高くなり，その合併症が増える
    4）母体および胎児に対するリスクがある
    5）費用がかかる
3. 緊急帝王切開術に迅速に移行できる
    1）硬膜外カテーテルが挿入されているため，即座に帝王切開術が開始できる
    2）麻酔科医による全身管理が可能である

表2　適応と禁忌

適応	1. 妊婦の希望
	2. 医学的適応
	1）精神科疾患
	2）高血圧，循環器疾患妊婦
	3）ハイリスク
	高度肥満，挿管困難者
	経腟分娩トライアル
禁忌	1. 凝固機能障害
	血栓素因，血栓症，抗凝固療法
	2. 不安定な循環動態
	出血，敗血症性ショックなど
	3. 穿刺部位の感染
	4. 無痛分娩選択の拒否

討では，無痛分娩において積極的な分娩促進は帝王切開率を減少させたが，出血量に変化はなく，鉗子分娩率を上昇させた。分娩第2期遷延における鉗子分娩を子宮口全開大後3時間から4時間に変化させても，鉗子率，鉗子の適応，帝王切開率，分娩時出血量に変化は認めなかった。低在横定位は骨盤装着する東大式ネーゲリ鉗子使用できず吸引分娩か東大式キーラン鉗子の導入が必要になる。rotational forcepsの使用にはRCOG Operative Birth Simulation Training；ROBuSTのような技術トレーニングを受ける必要がある[6]。

器械分娩が多くなると軟産道裂傷が多くなり，特にⅢ，Ⅳ度裂傷の発生が問題になり，結果的に出血量が多くなったり，器械分娩の合併症が問題になる可能性がある。このため，器械分娩技術および裂傷縫合法の技術トレーニングが重要となり，そのトレーニングシステムの充実が望まれる。当科の検討で，無痛分娩で肩甲難産の頻度が上昇することがあり，その対応も重要である。

さらに無痛分娩を標榜すると分娩恐怖症（tocophobia）や痛みに対するPTSD，不安障害，疼痛に敏感な症例が集まることになり，メンタルヘルスケアのみならず産後の子育て支援が必要になることが多くなる。このため，メンタルヘルスケ

表3 無痛分娩の合併症

1. 低血圧
2. 発熱
   硬膜外麻酔の15％で38℃以上になる，母体発熱による頻脈もみられる
3. 局麻薬中毒
4. 全脊髄くも膜下麻酔（全脊麻）
   硬膜を穿破し，脊髄くも膜下腔全体に麻酔効果が及ぶと意識障害，呼吸停止，心停止となる
5. 頭痛post-dural puncture headache（PDPH）
   硬膜穿刺から72時間以内に発症することが多い。多くの場合5〜10日前後で自然緩解する。子癇発作，頭蓋内出血，posterior reversible encephalopathy（PRES），髄膜炎など他の疾患の鑑別が必要
6. 搔痒感
   CSEAでくも膜下腔に投与した麻薬のために約50％の割合で出現するが，多くの場合，2時間程度で治まる
7. 新生児抑制
   オピオイドによる新生児への影響
8. その他
   硬膜外血腫
   感染（硬膜外膿瘍，刺入部周辺の局所感染）
   神経障害，腰痛

表4 無痛分娩による産科異常および問題点

1. 胎児心拍異常
   - 低血圧——麻酔による交感神経遮断，仰臥位低血圧……輸液負荷，子宮左方転位，側臥位に変換
   - 発熱——15％で38℃以上になる，母体発熱による頻脈，機序不明，炎症，感染なければクーリング，経過観察
   - 頻収縮・過強陣痛——CSEA，オピオイド使用時に多い，開始後10〜30分後
   機序：鎮痛による母体ストレスの軽減からくる血中カテコラミンレベルの低下に伴う子宮収縮の増強
   遷延一過性徐脈が高度の場合，ニトログリセリン50〜100μg投与
2. 微弱陣痛・遷延分娩
   - 陣痛促進，器械分娩が多くなる
   - 器械分娩の合併症の増加，出血量の増加
3. 回旋異常
   - 骨盤底筋群の弛緩，軟産道弛緩により第Ⅱ回旋しないまま児頭が下降
   - 児頭の低在横定進入，不正軸進入（前頭頂骨進入）
   - 児頭が縦のまま進入すると高度の屈位となる後方後頭位の回旋異常も稀に発生
   - 用手児頭回旋法や器械分娩法の習熟
4. 器械分娩の増加
5. 出血量増加
   - 血管拡張，骨盤底筋群弛緩のため軟産道裂傷が生じた場合，出血量が多くなる
   - 器械分娩による軟産道裂傷の増加，特にⅢ度，Ⅳ度裂傷の増加と修復法の習得
   - 適切かつ迅速な裂傷縫合技術の習得，Ⅲ度，Ⅳ度裂傷の修復法の習得
6. 肩甲難産
   - 児頭の下降促進と肩甲の回旋不足，後在肩甲の進入
7. 疼痛除去による症状のマスク
   - 子宮破裂，血腫などの症状がマスクされる
8. 麻酔の合併症
   - total spinal, post-dural puncture headache, hematoma, infection など
9. メンタルヘルス対応と人材教育
   - 分娩恐怖症（tocophobia），PTSD，不安障害，疼痛に敏感な症例が集まる
   - これらの症例は分娩後，うつ病，不安障害，ボンディング障害などが増加するため
     →メンタルヘルスケアのみならず子育て支援が必要
     →メンタルヘルスケア人材確保と専門的教育
10. 器械分娩技術および裂傷縫合法のトレーニングシステムの充実

ア人材確保と専門的教育が必要となる。看護師，助産師，保健師などの専門教育には北村メンタルヘルス学術振興財団の「周産期メンタルヘルスプロフェッショナル研修」https://www.kitamura-foundation.org/training2.html などが実施されている。

無痛分娩の産科管理にはレベルアップした産科医が必要！

有史前より分娩は陣痛を伴うものであり，人類が存続するためには乗り越えなければならない試練でもあった。"このくらいの陣痛を乗り越えられないとお母さんになれませんよ"という助産師の言葉もあたりまえにのように聞いてきた。しかし，ダイバーシティを重要視する世の中で，自然分娩や母乳哺育のみを強く勧めるケアは違和感があり，医療のパターナリズムを彷彿とさせる。痛みに対して強い恐怖を感じる心的外傷後ストレス障害（post traumatic stress disorder；PTSD）や分娩に強い恐怖を感じる分娩恐怖症は，分娩時の陣痛は恐怖の対象になっており，無痛分娩は必須の手段になっていることも事実である。また，欧米のように痛みのない快適な分娩を強く希望する人々も増加しており，最近の無痛分娩はブームになっている。

しかし，無痛分娩に用いられる脊椎幹麻酔は，高度な麻酔技術と局所麻酔薬の種類，特性，副作用や対処法に熟知していなければならないし，副作用の重篤性を考えれば安易に行うものでもない。また，無痛施行下では，自然分娩とまったく異なる経過をたどり，産科的介入が必要になることも多い。そのため無痛分娩開始にあたっては，麻酔の知識に加え無痛対応の産科管理に精通し，その対応技術の習得が必須となる。その管理を怠ると快適な分娩どころか悲惨な分娩になることを理解すべきである。特に胎児心拍異常に対する緊急対応，遷延分娩や分娩停止，回旋異常の対応・処置，子宮破裂や血腫，頻収縮など痛みを除去しているために気づかない疾患への配慮など高度な産科管理が要求される。自然分娩より何倍も手のかかる分娩であり，対応する医師のみならず助産師の教育，対応トレーニングも必須である。

十分な知識と管理法，緊急対処法をマスターして実施すべきであり，安易な無痛分娩は厳に慎むべきである。患者ニーズにこたえるべくさらなる研鑽を積み，安全で快適な無痛分娩の充実と発展に貢献して戴きたい。

無痛分娩の管理

　無痛分娩は，陣痛の疼痛を取り除くというメリットがある反面，麻酔薬の投与により母体の生理にも大きく影響する。それにより表5に示すような分娩中や産後の異常があるが，特に分娩第2期が遷延することによる陣痛促進の必要性が増すことや器械分娩率が上昇することがよく知られている。その背景には回旋異常を伴っていることも多く，回旋異常への対応も必要になる*。

*10章
　p.125
　参照

　また，麻酔薬の導入から30分ほどで起こる胎児機能不全や遷延した分娩の結果として，少なくとも短期的には児の予後に影響することもあり，出生後早期からの新生児への対応の必要性も増してくる。さらには産後にも影響することとして，神経因性膀胱や便通異常の発症率が上昇することや，疼痛を感じずに分娩となったがゆえに，その後の裂傷や切開部位の疼痛が強く感じたりすることがある。

表5 無痛分娩で増加する異常

分娩第2期遷延
器械分娩
回旋異常
肩甲難産
頻収縮
母体発熱
頭痛
胎児一過性徐脈
尿閉・尿失禁
便通異常

※報告によっては無痛分娩で発生リスク
　が変わらないとするものも含む。

分娩第2期の遷延と器械分娩率の上昇

　遷延分娩は，分娩所要時間が初産婦で30時間以上，経産婦で15時間以上と定義されている。無痛分娩では分娩第2期が延長し，遷延分娩となることが多いが，帝王切開率の増加はみられない一方，器械分娩率が上昇することが報告されている[7]。

　分娩進行の指標として従来用いられてきたFriedman曲線は，無痛分娩と自然分娩が混在し，現在の産婦の分娩進行を正確に反映していない可能性が指摘されている。そのため，無痛分娩に特化した分娩曲線を作成したところ，子宮頸管開大が緩やかに進行し，児頭がある時点から急激に下降する特徴が確認された[8]（図1）。このため，無痛分娩特有の進行を理解し，適切に管理する必要がある。

　遷延分娩への対応には，分娩時期の考慮が重要である。潜伏期では母児の健康状態が良好であれば待機的管理を推奨する。一方，活動期における遷延分娩には，人工破膜やオキシトシン，プロスタグランジン製剤による陣痛促進が考慮される。人工破膜については2013年の研究で，分娩第1期を有意に短縮しないうえに帝王切開率の増加と関連する可能性が指摘され，ルーチンの実施は推奨されていない[9]。また，オキシトシン使用による陣痛促進は器械分娩率に影響しないとされ[10]，プロスタグランジン製剤の使用が有望であるが，科学的根拠が十分ではない。さらに，積極的な輸液（250mL/時）が分娩時間の短縮や帝王切開率の低下に寄与する可能性が示されている[11]。

図1 無痛分娩のパルトグラム

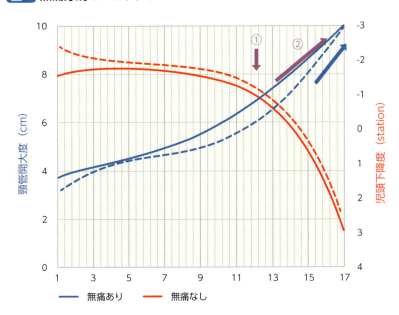

①ある時点から急激に児頭の下降が始まる
②ゆるやかに頸管開大が起こる

（Takeda S：Hypertens Res Pregnancy 2018；6：15-19より作成）

子宮底圧迫の注意点

　上述の娩出力低下の際に，子宮底圧迫を単独もしくは器械分娩の補助として行うことがある。特別な準備を必要としないこともあり，76の研究をメタ解析した論文ではその実施率は23.2%[12]と，その実施率はわが国の帝王切開率や器械分娩率よりも高い可能性がある。しかし，適応外での漫然とした実施は母体および胎児に有害な影響を及ぼす可能性があるため，その実施は胎児機能不全や分娩遷延など迅速な分娩が求められる状況でのみ適応されるべきである。

　オリジナルの方法はexpressio fetus とよばれ，1867年にSamuel Kristellerが提唱した方法である。産道の長軸方向へ子宮底をマッサージし短時間のうちに何回も子宮底を押すことによって分娩中の子宮収縮を強めるという方法であった[13]。しかし，徐々にその方法は変化しており，現代においては『産婦人科診療ガイドライン』[14]の記載に則り行うことが重要である。

　まず，術者は産婦の側方に立ち，決して馬乗りなどにならずに行うことで過度な力をかけないことに留意する（図2）。またその適応も重要であり，単独で実施する際には児の先進部がstation ＋4から＋5に達していて，器械分娩の準備状況からそれよりも早期に娩出が可能と判断した時のみ実施することが許容される。

　器械分娩の補助的手段として実施する場合は，牽引力の補完として，あるいは，準備に時間を要するなどの事態の代替法としてのみ実施する。少なくとも児頭の位置が器械分娩の適応と合致する位置まで下降している必要があり，実施するタイミングは陣痛発作に合わせたタイミングである。間欠時に行うと医原的に頻収縮を起こしている状態となってしまい，間欠時における胎児の回復の間を失ってしまう可能性がある。押し方は"gentle"，"firm"，and/or "steady" というキーワードを意識しながら行う。つまり，間欠的ではなく持続的に圧迫することが重要である。

図2　子宮底圧迫の際の立ち位置

術者は児背側に立ち，骨盤軸方向に児を押し出すイメージで子宮底を圧迫する。決して馬乗りになって過度な力をかけてはならない。

無痛分娩と器械分娩　11章

　また，子宮底圧迫法を実施する際は，分娩監視装置を用いた母体および胎児の
モニタリングを徹底し，娩出が成功しない場合は器械分娩や帝王切開などの代替
手段を迅速に検討する必要がある。実施中は術者が冷静に対応し，妊婦の状態を
継続的に評価することが求められる。
　さらには術後の観察と診療記録の詳細な記載も不可欠である。特に，胎児機能
不全が進行した場合や予期しない有害事象が発生した場合は，その内容を診療録
に明記し，再発防止や安全管理のために活用するべきである。

回旋異常率の上昇

　無痛分娩では，分娩遷延時に回旋異常が伴うことが多くみられる。これは麻酔
薬の影響で骨盤筋群の緊張が低下し，骨盤底が広がることで正常な児頭回旋が行
われないまま児頭が下降することが原因と考えられている。ただし，この仮説に
対する科学的根拠は十分に確立されていない。
　疼痛が緩和されているにもかかわらず骨盤痛を訴える場合は，回旋異常を念頭
に内診を行うことが推奨される。しかし，産瘤が著明な場合は評価が難しいため，
産瘤が形成される前から矢状縫合の方向や先進部の位置をパルトグラムとして記
録し，場合により超音波診断を補助として活用することが有効である。
　回旋異常が疑われる場合は，まず陣痛の強さを評価し，微弱陣痛が原因なら陣

実施後のカルテ記載の重要性

　医療行為の記録は，診療の透明性を確保し，適切な振り返りを行ううえ
で重要である。器械分娩や子宮底圧迫法のような急速遂娩に関わる手技に
おいては，特にその重要性が際立つ。
　器械分娩や子宮底圧迫法は，K894鉗子娩出術，K893吸引娩出術，
J085クリステレル胎児圧出法などのように診療報酬点数の請求が可能な
手術手技である。そのため，帝王切開術を実施した場合と同じように，い
わゆる手術記事として適応や実施状況，経過，そして母体や胎児の状態に
ついて詳細に記録することが求められる。この記録は，有害事象が発生し
た際にもその要因を明らかにし，再発防止策を講じるための重要な情報源
となりうるため，自分の身を助けることにもなる。また，医療者間での情
報共有や後続のケアの質を確保するためにも欠かせない。
　「産婦人科診療ガイドライン産科編2023」では，器械分娩や子宮底圧迫
法の記録について「吸引・鉗子娩出術，子宮底圧迫法を実施した場合，そ
の状況と実施内容を診療録に記載する。突然の胎児（遷延性）徐脈などに対
して，やむを得ずAnswer 5を逸脱した場合などには，特に詳細に行う」
と強調されている。適切なカルテ記載を徹底することは，安全な分娩を提
供し続けるための基本である。

痛促進を行い，回旋異常が主因であれば用手回旋を試みる。用手回旋は成功すれば帝王切開や会陰裂傷を回避できるが，すべての症例で行う必要はなく，児頭の高さや分娩進行に応じて慎重に判断されるべきである。例えば，station +1では自然回旋が期待できる一方，station +4で矢状縫合が真横の場合は用手回旋が適応となる。なお，高いstationでの用手回旋は臍帯脱出のリスクがあるため，実施には注意が必要である*。

＊10章 p.124 参照

用手回旋が失敗した場合は無理をせず，一度中止して経過観察を行うか，必要に応じて器械分娩または緊急帝王切開を検討する。回旋異常では吸引分娩が一般的に有効だが，頻回の牽引やクリステレル胎児圧出法の多用は児の予後を悪化させる可能性があるため，適切な判断が求められる。また，鉗子分娩では斜位や横位にも対応可能なキーラン鉗子の使用が考慮される*。

＊9章 p.109 参照

いずれの場合も，分娩進行の状況を的確に把握し，適切なタイミングで適切な手技を選択することが重要である。

肩甲難産率の上昇

肩甲難産は予測が難しく，迅速かつ適切な対応が求められる分娩の合併症である。対応として，人員の確保，新生児蘇生の準備，会陰切開，マクロバーツ体位（図3），恥骨上圧迫が基本的な手技であり，大半の症例はこれらの手技で解決する。しかし，不成功の場合はRubin法，Schwartz法，Wood corkscrew法などの応用手技に進む必要がある[15]（図4a～c）。初期対応では，人員を確保が何よりも

図3 マクロバーツ体位による骨盤軸の変化
マクロバーツ体位により曲がった産道がまっすぐに広がる。

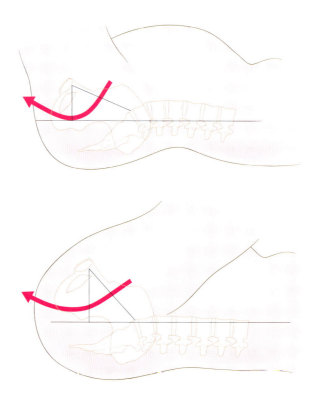

図4 肩甲難産を娩出するのに重要な3つの動き

①体幹の側屈

前在肩甲もしくは後在肩甲のいずれかを先進させる。
　→ Rubin 法，Schwartz 法

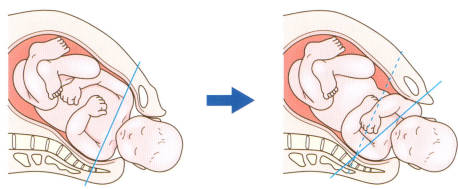

②肩甲の内旋

前在肩甲もしくは後在肩甲を内旋させ幅を小さくする。
　→ Rubin 法，Schwartz 法

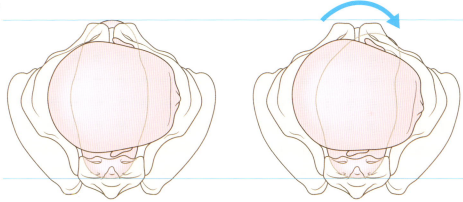

③肩の軸の回旋

肩の軸を時計回りもしくは反時計回りに回旋させる。
　→ Woods corkscrew 法，reverse corkscrew 法

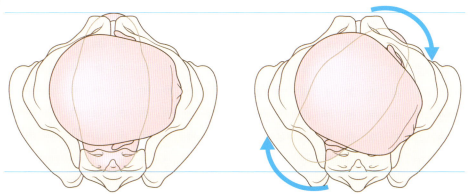

重要である。これは，マクロバーツ体位は分娩介助者のみで体位保持が困難な場合があることと，分娩後の新生児は新生児仮死である可能性が高いためである。

まず，分娩介助者は会陰切開，助手は恥骨上圧迫を行う。なお，肩甲難産における会陰切開術については，Sagi-Dainらの2015年の「Systematic review」では，肩甲難産の予防や管理における有効性を支持する明確なエビデンスはみつからなかった[16]。それどころか，新生児外傷や重度の会陰裂傷と関連する可能性が指摘されている。ただし，これらのエビデンスは十分に確立されたものではなく，会陰切開術を完全に否定するには至らない。

これらの手技が無効な場合は，応用手技に移行する。Rubin法では前在肩甲を胎児の背側から腹側方向に押すことで，肩甲を斜径とすることと肩幅を小さくすることで娩出を図る手技である。これが無効であれば，Schwartz法で後在肩甲を直接娩出するか，Wood corkscrew法で肩甲を回旋させる。これらの手技で基本的には娩出は可能であるが，さらに，Reverse Woods corkscrew法やZavanelli法などを検討する場合もある。

前述のように，肩甲難産があり出生した児は新生児仮死であることが多い。そのため出生後は速やかに新生児蘇生を行い，また，分娩麻痺や鎖骨骨折といった外傷の有無を診察と必要に応じて画像検査で確認することが必要である。また，起こった事象や行った手技，児の状態，予後について産婦や家族に詳細な説明を行い診療録に記載することが重要である。

胎児心拍異常率の上昇

無痛分娩において，麻酔薬導入後30分以内に胎児心拍異常が発生することが経験的に知られている。そのなかでも臨床的に重要なのは，急速遂娩を必要とする徐脈や遷延一過性徐脈などの重篤なCTG異常である。発生メカニズムとしては，疼痛を短期間で除去することで母体のカテコラミン濃度が急激に低下し，子宮の過収縮を引き起こすことが挙げられている[17]。特に，脊髄くも膜下硬膜外併用麻酔（CSEA）は疼痛緩和が迅速である一方，胎児心拍異常の発生率が高いことが知られている。

産婦の迅速な疼痛緩和を求める要望に応えつつ，安全性を高める方法として注目されているのが，硬膜穿刺後硬膜外麻酔（dural puncture epidural；DPE）である（図5）。DPEは硬膜を穿刺するが，薬液をくも膜下腔に直接投与せず，硬膜外カテーテルを留置する手法である。この方法は非産科の下腹部の手術においてSuzukiらがその有効性を初めて報告[18]した。CSEA，DPE，硬膜外麻酔単独による無痛分娩を比較したランダム化比較試験では，DPEはCSEAと比べ，麻酔導入後の胎児心拍異常の頻度，頻収縮や過強陣痛，低血圧，かゆみ，左右の麻酔レベルの差（いわゆる片効き）が少なく，S領域の麻酔効果が高いとの結果であり[19]，硬膜外麻酔よりも速やかで，CSEAよりもマイルドな鎮痛効果が得られる可能性がある。

そこで筆者らはDPEがCSEAと比較して安全であり，急速遂娩に直結する徐脈の発生が少ないとの仮説のもとに，正期妊娠の初産婦を対象とした研究を実施した[20]。介入群(DPE)のデータは前向きに収集し，対照群(CSEA)のデータは後方視的に医療記録から抽出した。麻酔は子宮頸管が5cm以下の段階で導入され，DPE群ではフェンタニル2.5μg/mLを含む0.125%レボブピバカイン15mL，CSEA群ではくも膜下腔に0.5%ブピバカイン2.5mgとフェンタニル10μgを投与した。

主要評価項目は遷延一過性徐脈で，胎児心拍数がベースラインより15bpm以上低下し，最低値が80bpm未満，2分以上10分未満継続するものと定義した。分析対象は各グループ151人，合計302人であった。結果として，DPE群の遷延一過性徐脈発生率は4.0%と，CSEA群の14.6%より優位に少ないものであった($P=0.0015$, $OR=0.243$, $95\% CI=0.095$-0.617)。この結果から，初産婦の分娩初期における無痛分娩では，CSEAよりDPEのほうが安全性が高いと考えられる。

図5 DPEにおける薬剤の広がり

①通常通りに硬膜外腔に硬膜外針を刺入する

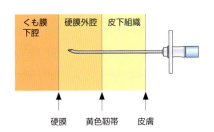

②"needle through needle technique"でCSEAと同様に脊椎麻酔針で硬膜に穴をあける（薬剤は投与しない）

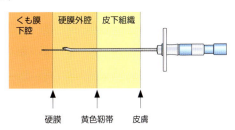

③脊椎麻酔針を一度抜去する

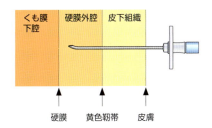

④硬膜外腔に薬剤を投与（硬膜に空いた穴からくも膜下腔にも薬剤が広がる）

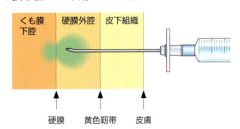

無痛分娩での鉗子分娩の要点

　前述の通り，無痛分娩では娩出力が著しく低下し，器械分娩率が上昇することが知られているが，そのような際には牽引力に優れる鉗子分娩が役に立つと思われる。鉗子分娩はその高い牽引力から娩出完遂率は高く[21]，迅速な分娩が望まれるNRFSの症例の際には特に有効である可能性がある。しかし，無痛分娩では回旋異常も発生しやすいため鉗子分娩の際には正確な児頭の評価が必須である。わが国において主流である吸引分娩は顔位などの特殊な場合を除いて回旋異常例にも実施可能である点で優れている。

　装着位置はflexion pointとよばれる小泉門から3cmほど前方の矢状縫合の上にかける（図6）。しかし，牽引力が弱いため子宮底圧迫法や頻回の牽引が必要になることもある。回旋異常例で最も多い前方前頭位では，矢状縫合が縦のため児の目に鉗子が当たることなく安全に実施可能である。その牽引方向は通常のネーゲリ鉗子で行う1→2→3位の方向ではなく，1→3→1→2→3位とW字を書くように牽引するが肝要である*。

*p.101
図2
参照

　本項では，無痛分娩が母体や分娩生理に与える影響として，分娩第2期の遷延や器械分娩率の上昇，回旋異常や肩甲難産の増加，さらに子宮底圧迫法の実施に伴う注意点について概説した。無痛分娩は妊産婦の疼痛緩和に大きな利点がある一方で，その適切な管理が母児の安全を確保する上で不可欠である。各手技や対応策の適応を正確に判断し，最新の知見をもとに医療者が高度な技術を習得することで，無痛分娩に伴うリスクを最小限に抑え，安全で満足度の高い分娩の実現が可能となる。

図6 吸引カップを装着する位置（flexion point）

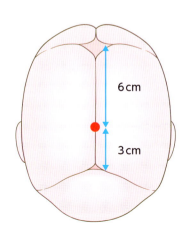

参考文献

1) 照井克生：全国分娩取り扱い施設における麻酔科診療実態調査．厚生労働省科学研究補助金子ども家庭総合研究事業 2008.
2) 公益社団法人日本産婦人科医会 医療安全部会．分娩に関する調査 2017.
3) わが国の無痛分娩の実態 令和2（2020）年医療施設（静態）調査より
   URL: https://www.jalasite.org/
4) 奥富俊之：わが国の無痛分娩第1例目は与謝野晶子の分娩？ 麻酔2011; 60: 1214-1220.
5) 角倉弘行：硬膜外麻酔による無痛分娩．第2版産科麻酔ポケットマニュアル．羊土社．2012: 316-335.
6) Takeda S: Education and training approaches for reducing maternal deaths in Japan. Hypertens Res Pregnancy 2018; 6: 15–19.
7) Anim-Somuah M, Smyth RM, Cyna AM, et al: Epidural versus non-epidural or no analgesia for pain management in labour. Cochrane Database Syst Rev 2018 May 21; 5（5）: CD000331. DOI：10.1002/14651858. CD000331. pub4. PMID：29781504; PMCID：PMC6494646.
8) Ando H, Makino S, Takeda J, et al: Comparison of the labor curves with and without combined spinal-epidural analgesia in nulliparous women- a retrospective study. BMC Pregnancy Childbirth 2020 Aug 15; 20（1）: 467.
9) Smyth RM, et al: Amniotomy for shortening spontaneous labour. Cochrane Database Syst Rev 2013 Jun 18; 6: CD006167. PMID: 23780653
10) Costley PL, et al: Oxytocin augmentation of labour in women with epidural analgesia for reducing operative deliveries. Cochrane Database Syst Rev. 2013 Jul 11;（7）:CD009241. DOI：10.1002/14651858. CD009241. pub3.
11) Ehsanipoor RM et al; Intravenous fluid rate for reduction of cesarean delivery rate in nulliparous women: a systematic review and meta-analysis. Acta Obstet Gynecol Scand 2017; 96: 804-811. PMID：28236651
12) Farrington E, Connolly M, Phung L, et al: The prevalence of uterine fundal pressure during the second stage of labour for women giving birth in health facilities: a systematic review and meta-analysis. Reprod Health 2021 May 18; 18（1）: 98.
13) Waszyński E: Zabieg Kristellera-Expressio fetus, jego geneza i współczesne zastosowanie [Kristeller's procedure--Expressio fetus, its genesis and contemporary application]. Ginekol Pol 2008 Apr; 79（4）: 297-300. Polish. PMID：18592869.
14) 産婦人科診療ガイドライン産科編2023.
15) CG動画でわかる！肩甲難産・骨盤位への対応　肩関節の動きからみた肩甲・上肢解出法
16) Sagi-Dain L, Sagi S: The role of episiotomy in prevention and management of shoulder dystocia: a systematic review. Obstet Gynecol Surv 2015; 70: 354-362.
17) Segal et al: The tocolytic effect of catecholamines in the gravid rat uterus. Anesth Analg 1998; 87（4）: 864-869.
18) Suzuki N, Koganemaru M, Onizuka S, et al: Dural puncture with a 26-gauge spinal needle affects spread of epidural anesthesia. Anesth Analg 1996 May; 82（5）: 1040-1042. DOI：10.1097/00000539-199605000-00028. PMID：8610864.
19) Chau A, Bibbo C, Huang CC, et al: Dural Puncture Epidural Technique Improves Labor Analgesia Quality With Fewer Side Effects Compared With Epidural and Combined Spinal Epidural Techniques: A Randomized Clinical Trial. Anesth Analg 2017 Feb; 124（2）: 560-569. DOI：10.1213/ANE.0000000000001798. PMID：28067707.
20) Okahara S, Inoue R, Katakura Y, et al: Comparison of the incidence of fetal prolonged deceleration after induction of labor analgesia between dural puncture epidural and combined spinal epidural technique: a pilot study. BMC Pregnancy Childbirth 2023 Mar 16; 23（1）: 182.
21) Takahashi M, Takeda J, Ono Y, et al: Safety and reliability of forceps delivery based on a 3-dimensional fetal head evaluation: a retrospective study. Hypertens Res Pregnancy 2017; 5: 65-72.

12章

吸引分娩

鈴木俊治

吸引娩出術の歴史・特徴

急速遂娩を目的として，先進児頭に陰圧を利用した牽引器を装着して児を娩出するという吸引娩出術の考えは，Yongeらによって1706年に発表され，その後実用化に向けたさまざまなカップが考案され，1947年にゴムで被覆した金属製の 'Ventouse' 型吸着カップがフランスでCouzigouによって開発され実用化に至った。その後，さまざまな改良型の吸着カップが考案された結果として，1956年に発表されたスウェーデンのMalmströmが改良した金属製の 'Malmström' 型吸着カップをもった吸引遂娩器（吸引娩出器；Vacuum Extractor）が，最も効果的であったとして，今日も広く用いられている[1]。

現在，吸引娩出器は，牽引ハンドルおよび減圧弁付の吸着カップ，電動式吸引ポンプ（吸引娩出器）と，それらを結ぶホースからなる（図1）。電動式吸引ポンプは吸引分娩だけでなく流産手術や分泌物吸引などにも用いられ，電源およびフットスイッチで作動し，操作パネルにある2つのつまみによって吸引圧の調整を行う。吸引娩出器に用いるリユースタイプ（繰り返し使用できる）吸着カップには，'Malmström' 型を原型とするマッシュルーム型の金属製（ステンレススチール）カップ（図2）と，1973年に小林が開発したベル型のシリコーンゴム製の小林式ソフトカップ（図3）がある。

吸引分娩を確実に行うには，吸着カップや吸引瓶の消毒，吸引ポンプの動作確認などのメインテナンス，また，看護スタッフとホース類の接続などのシミュレーションを常に行っておく必要がある。

近年，手動式ポンプと一体型のディスポーザブルタイプの娩出吸引カップが一般化している。その吸着カップには，児頭にフィットして広い接着面で接着できるプロカップ（図4a）と，薄型で角度を自在に変えられ挿入が容易なオムニカップがある（図4b）。後者は，回旋異常などによって吸着カップを装着させる部位（＝屈曲点，後述）が腟の奥のほうにある場合などの使用に有利である。

吸引分娩 12章

図1 吸引娩出器
（アトムメディカル株式会社提供）

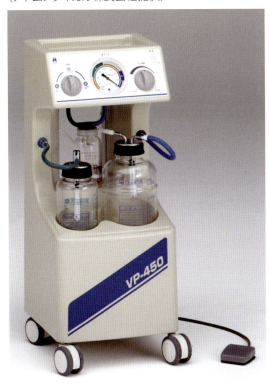

図2 金属製カップ
カップはステンレススチール製で，内径は55mm，43mm，25mmの3つのサイズがある。（アトムメディカル株式会社提供）

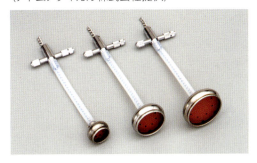

図3 小林式ソフトカップ（小林式ソフトバキュームカップ®）
シリコーンゴム製で，内径は72mm，64mm，25mmの3つのサイズがある。（ソフトメディカル株式会社提供）

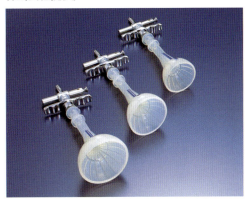

図4 ディスポーザブルタイプのポンプ一体型娩出吸引カップ（Kiwi娩出吸引カップ®）
プラスチック素材のカップ内にスポンジがあり，児頭損傷を予防する役割がある。手動ポンプ部位に吸引圧を示すカラーインジケーターがあり，適切な吸引圧は'緑色'で表示されている。児頭にフィットして広い接着面で接着できるプロカップ（**a**）と，薄型で角度を自在に変えられ挿入が容易なオムニカップとがある（**b**）。（アトムメディカル株式会社提供）

a

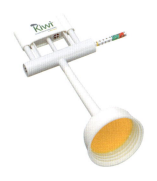

b

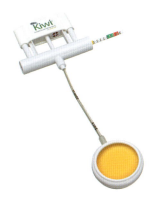

吸引娩出術の適応と高さ（要約）

吸引娩出術の適応

　吸引娩出術は，鉗子娩出術と同様に急速遂娩として実施し，それ以外には実施しない。

　急速遂娩の適応としては，鉗子分娩と同様，

①胎児機能不全

②分娩第2期遷延（初産婦で2時間以上，経産婦で1時間以上が目安），または分娩第2期停止

③母体合併症（心疾患など），または著しい母体疲労のために分娩第2期短縮が必要と判断された場合

などがあげられる[2]。

吸引娩出術の要約

　吸引娩出術は，"子宮頸管が全開大した既破水で，児頭が骨盤腔内に嵌入していること"が実施の要約となる。

　ここにおいて，胎児に易出血性疾患や骨系統疾患がある場合，また，顔面位や非頭位の場合は吸引娩出術の要約を満たさない。すなわち，牽引される児頭は一定の大きさと硬度を有する必要があり，早産期（特に妊娠34週未満）や児頭の発育が悪い児に対する吸引娩出術は，児の頭蓋内出血や黄疸のリスクが高くなることに留意する必要がある。著明な産瘤がある場合は，カップが児頭にうまく吸着しないことから十分な吸引圧をかけられずに滑脱しやすくなり，さらに頭血腫や帽状腱膜下血腫をつくりやすくなるため注意を要する。また，巨大児や高度肥満妊婦では，特にstation ±0より高い位置から吸引娩出術を行った場合，急速遂娩に失敗したり，仮に児頭の娩出に至っても，その後児の頭部外傷や肩甲難産となったりする可能性が高いことに留意する。

　"骨盤腔内への嵌入"は先進部がstation ±0より下降していることが目安となるが，特に初産婦ではstation +2より下降していることが望ましい。経産の有無にかかわらず，児頭最大周囲径が坐骨棘間径を通過（低在，station +4以上）していれば失敗率は有意に低下する。一方，先進部がstation ±0より下降していても，回旋異常などによる児頭の応形機能や変形によって児頭最大周囲径が骨盤入口面より上方にあることがあり，特に内診で児頭の回旋や児頭最大周囲径の高さに確信がもてない場合は，超音波検査の実施が勧められる。超音波検査での確認によって，母児の予後に有意な改善は認められていないものの，児頭の下降度を見誤る確率は有意に低下することが報告されている（相対危険率：0.16）。

仮に突然の胎児（遷延性）徐脈などによって，やむを得ずこれらの要約を守れなかった場合などは，その状況を診療録に詳細に記載することが勧められる。

吸引娩出術の限界

「産婦人科診療ガイドライン」では，吸引娩出術の総牽引時間（吸引カップ初回装着から最終吸引牽引終了までの時間）を20分以内，かつ，総牽引回数（滑脱回数も含める）を5回以内とすることが勧められている。

その間に児が娩出しないことが予測された場合や娩出しなかった場合は，速やかに鉗子娩出術あるいは帝王切開術に切り替える。牽引（吸引操作）は陣痛発作に合わせて実施され，滑脱がなければ1回の陣痛発作で1回の牽引とカウントされるが，陣痛発作の途中で滑脱し，同発作内で再装着して牽引した場合は合計2回の牽引とカウントされる。

児の頭血腫は，吸引娩出にかかる時間が長くなるほど発生率が高くなることが観察されている。また，吸引娩出術を開始して娩出まで10分以上かかると胎児損傷は増加しはじめ，30分以上かかると，児の頭蓋内出血のリスクが有意に増加することも報告されている。そのため，吸引娩出術で確実に分娩に至ることが可能かをできるだけ早期に評価することが求められる。

子宮底圧迫法（クリステレル胎児圧出法）

子宮底圧迫法は，吸引・鉗子娩出術が急速遂娩術として選択されるときに子宮内圧を高めるための補助手段の1つとして実施される。原則として，吸引・鉗子娩出術実施時の娩出に必要な補助力として，あるいは，吸引・鉗子娩出術の準備に時間がかかる場合で，児頭先進部がstation ＋4〜＋5に達していて子宮底圧迫法のみでも娩出が可能と考えられた場合に限って実施が容認される。

子宮底圧迫法は，陣痛発作に合わせたタイミングで，手技者が妊婦の側方（子宮底部よりやや頭側）に立って，決して術者の全体重をかけるような過度な圧力がかからないように，陣痛発作時に持続的に圧迫するように実施する（図5）。陣痛に合わせて，骨盤誘導線に沿った娩出力を補完するように実施することで，子宮内圧が30％程度上昇することが見込まれている。

子宮底圧迫法は，総牽引時間20分以内，総回数5回以内にカウントされることから，子宮底圧迫法を実施した場合は，その時間と回数が吸引操作実施可能時間・回数から差し引かれる。

本法実施中は胎児胎盤循環が低下している可能性があり，本法によって胎児の低酸素・酸血症を悪化させる可能性がある。「産科医療補償制度の原因分析報告書」においても，本法実施後から胎児心拍数陣痛図所見が急に悪化した事例が散見されている。また母体の肋骨や内臓損傷，子宮破裂につながるリスクがあり，

日本産婦人科医会が実施した「子宮底圧迫法（クリステレル胎児圧出法）についての調査報告」によると，全国で分娩を取り扱う1,430施設のうち89.4％で本法を実施しているが，有害事象として子宮破裂6例（1/6,496），膀胱破裂1例，子宮内反症1例が報告されている。

図5 子宮底圧迫法
正式な実施方法についてのマニュアルはないが，子宮底部の位置から骨盤誘導線を意識して gentle に圧迫する。
（実際には写真よりも上方の子宮底部を圧迫する）。

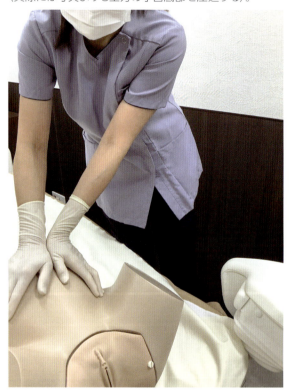

吸引分娩　12章

吸引分娩と鉗子分娩の比較に関する報告

　鉗子娩出術と比較して吸引娩出術は牽引力が弱いことから，その成功率は鉗子娩出術90％に対して85％と有意差がある（吸引娩出術の鉗子娩出術に対する失敗率のオッズ比：1.7）ことが報告されている。正しい方向に牽引されれば，吸引娩出術のほうが児の頭蓋内圧の上昇が少ないとされているが，結果として，児の合併症（頭蓋内出血や黄疸，頭皮損傷，神経学的後遺症，網膜出血など）は吸引娩出術のほうが多い。これに対して，鉗子娩出術では顔面神経麻痺や鉗子圧痕（・角膜損傷）などが生じうる可能性がある。

　一方，高度会陰裂傷や腟裂傷などの母体損傷や分娩時出血量は鉗子娩出術のほうが多くなる。後方後頭位や矢状縫合が横である場合などでも吸引娩出術で母体損傷なく娩出できることがあるが，鉗子娩出術のほうが熟練を要するものの児の娩出率は高くなる。また，肩甲難産についても吸引娩出術のほうが有意に発生率は高くなり，前述したように，特にstation ±0より高い位置から巨大児などを吸引した場合に高率に発生する。

　以上から，吸引分娩と鉗子分娩には異なった利点・欠点があり，どちらの娩出術が絶対的に優れているというわけではなく，事例ごとにどちらの娩出術を選択するか検討し，また，時間的余裕があれば双方の利点・欠点をあげて娩出法のインフォームドコンセントを行えることが理想である。

吸引娩出術の手技

　吸着カップを児頭に装着する前には導尿し，膀胱を空虚にしておく。また，吸引娩出術の適応が胎児機能不全でなくても，吸引娩出術や子宮底圧迫法の実施によって，子宮胎盤循環が悪化したり，児頭の下降による臍帯圧迫などと合わせて胎児への酸素供給が減少したりして，胎児の状態が悪化することがある。そのため，実施中は可能な限り，胎児心拍数モニタリングを実施し，新生児蘇生の準備を行う。

金属製カップの場合の手技

　電動式吸引ポンプの電源コードをコンセントに接続し，吸着カップやホース類の接続を行う。吸着力は吸引圧（陰圧）と吸引面積の積に比例するため，吸着カップは装着可能な限り大きいサイズを選んだほうが牽引力は高くなる。

- 術者は，手袋を着用した手掌に組み立てた吸着カップを当てて，吸引ポンプの電源およびフットスイッチを入れ，つまみを用いて吸引圧を上げ，カップの吸

155

図6 吸引圧の確認

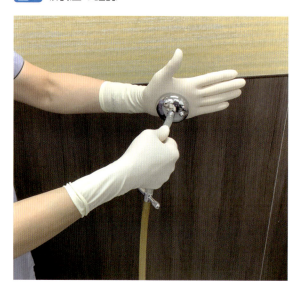

引圧が適正に生じるかを確認する（図6）。

- 電源およびフットスイッチをいったんOFFにして，吸着カップ装着部位の中心が大泉門と小泉門を結んだ線の2：1の部分（＝屈曲点）にくるように吸着カップを装着する。吸引圧は電源およびフットスイッチがともにONにならないと作動しないが，保管中にフットスイッチのON-OFFが切り替わっていることがあるので注意する。この時，フットスイッチのみOFFにした状態では吸着カップに吸引圧が若干残ることがあり，腟壁がカップに吸着しやすい状態になることがあるので注意する。児頭は，屈曲点が先進した屈位で骨盤誘導線に沿って下降すると，最小径で産道を通過することとなる。屈曲点を探す正中の目安は矢状縫合で，また，2：1点の目安は小泉門の約3cm前方（あるいは大泉門の約6cm後方）となり，大カップの場合，カップの縁は小泉門までかかることになる（図7）。

- 吸着カップは効き手の拇・示・中指で把持し，反対の手で陰裂を開き，内診しながら周囲の腟壁を巻き込まないように除けながらカップを誘導して装着する（図8）。装着は，児頭が出口部まで下降していれば陣痛間欠期でも容易であるが，陣痛発作期で児頭が下降している時のほうが容易である。

- 装着後は，吸着カップのまわりを全周性に内診し，再度腟壁や子宮頸管部を挟み込んでいないかを確認してから再び電源を入れる。吸引圧を15〜20cmHgにして（時間的余裕があれば2〜3分かけて；確実な人工産瘤形成のためには2分ごとに20cmHgずつ圧を上げ，50〜60cmHgで2分ほど待機することが勧められる），人工産瘤を形成することでカップが児頭に密着することを図りながら次の陣痛開始を待機する。

図7 吸着カップの装着部位（屈曲点）と小泉門・大泉門・矢状縫合の関係

屈曲点（Flexion Point）は矢状縫合上で，小泉門から約 3 cm（大泉門からは約 6 cm）に位置する。

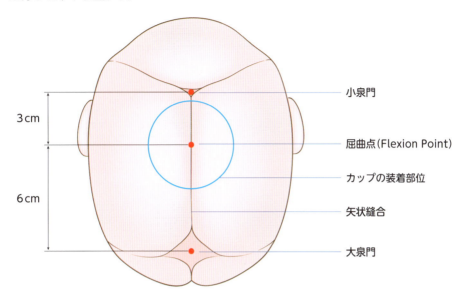

図8 吸着カップ（金属カップ）の挿入・装着

反対の手で陰裂を開いて，周囲の腟壁を巻き込まないようにカップを誘導して装着する。

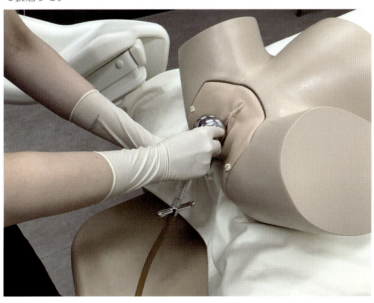

図9 肛門方向（下方，第1位の方向）への牽引の開始
吸着カップの接着面に対して垂直方向に牽引を開始して，ゆるやかに牽引方向を骨盤誘導線に沿って肛門方向（下方，第1位の方向）へ修正していく（○のようにゆるやかに修正）。いきなり肛門方向（×の方向）に牽引すると吸着カップがずれて滑脱してしまう。

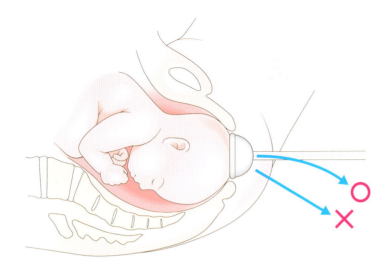

- 陣痛が開始すれば，吸引圧を50〜60cmHg（65〜80kPa）まで上げ，妊婦に怒責をかけてもらい，陣痛・怒責に合わせるように利き手の示・中指を牽引ハンドルにかけて，カップの接着面に対して垂直方向に牽引を開始して，牽引方向を骨盤誘導線に沿って修正していく（図9）。
- 骨盤低在〜出口部までは肛門方向（第1位の方向）に牽引し（図10），排臨の位置まで下降するとほぼ水平方向（第2位の方向）に近づけて牽引し（図11），児頭の後頭結節が恥骨裏面にきたら上方（第3位の方向）に牽引する（図12）。骨盤誘導線に合わせた牽引方向の変更を急に行うと滑脱しやすくなるため，牽引方向変更時は，持続的に（力を緩めずに）体全体を通じて緩やかに行う。
- 反対の手は親指をカップに，示・中指はカップ辺縁から児頭にかけて軽く当て，カップの密着具合や児頭の回旋状態を感じ，児頭自体がカップに合わせて下降しているかを確認する。骨盤誘導線に沿った一定の力での牽引でなく，前後左右に揺り動かしたり（rocking），回転させたりする（torque）動きは児の頭皮損傷や頭血腫，帽状腱膜下血腫形成につながるので行わない。

欧州や豪州の「ガイドライン」では，特に初産婦に鉗子娩出術を行う場合，高度会陰裂傷のリスクを軽減するために会陰正中側切開をルーチンに実施することを支持している。これに対して，吸引娩出術ではルーチンでの会陰切開は必要とされないが，会陰の伸展不良がある場合や，高度会陰裂傷予防としての切開を要する場合は，正中切開でなく，鉗子娩出術と同様に正中側切開あるいは側切開を大

図10 肛門方向（下方，第1位の方向）への牽引

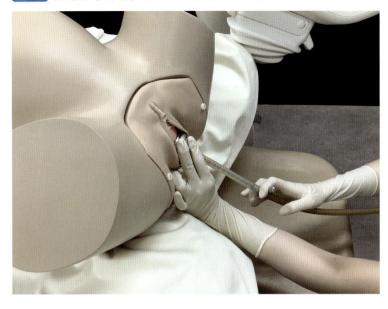

図11 水平方向（第2位の方向）への牽引

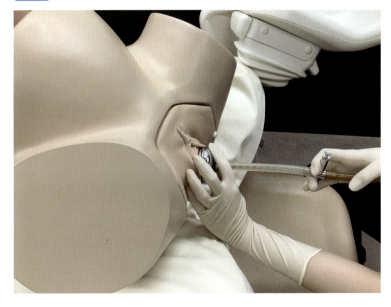

図12 上方（第3位の方向）への牽引

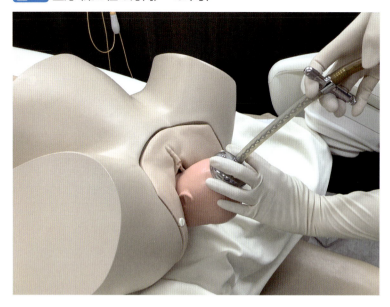

きく入れる。
- 胎児機能不全時は，早期に児を娩出させたいという焦りから，陣痛発作に同調した牽引ができなかったり，第3回旋が早すぎたりして無用有害な滑脱を起こすことがあるので注意する。妊婦が息を吸い直すときは牽引を緩め，次の牽引は怒責開始からわずかに遅らせて開始し，発作に同調して次第に牽引を強めていく。これに対して，間欠期に入る時は同調して牽引を緩める。

吸引カップの滑脱は，
①陣痛の強さに同調しない，あるいは強く牽引しすぎた場合
②カップ接着面に対して垂直に牽引しなかった場合
③骨盤誘導線に逆らって牽引した場合
④牽引方向の円滑さがない急な方向変更の牽引を行った場合
⑤産瘤形成が著しいことなどによってカップの装着が不完全であった場合
⑥微弱陣痛，軟産道伸展不良，児頭骨盤不均衡，回旋異常などの存在
が原因としてあげられる。これらの問題を改善できない場合は，吸引娩出術の継続を諦め，ほかの急速遂娩術に変更する。
- 手動式分娩用吸引器の解説書では，吸引圧を低下させても頭皮への影響に利点がないことが言及されているが，電動式吸引娩出器の添付文書では，1回の牽引で娩出できなかった場合，間欠期には吸引圧をいったん低下させ（およそ20cmHg以下），児頭への影響を低下させることが勧められている。また，児頭の強い吸引が持続すると，児頭の副交感神経叢が刺激され迷走神経反射による遷延徐脈が発生し，低酸素酸血症による徐脈と鑑別ができない可能性がある

吸引分娩　12章

ことにも留意する。
- 児頭が恥骨弓下を通過し第3回旋の介助が必要な時点においても第3位牽引に変更せずに第1位への牽引を続ければ，児頭は飛び出すように娩出し予期せぬ高度会陰裂傷につながることがある。ここにおいて，児頭が発露となったら吸引をやめて母体の娩出力で分娩させるほうが高度会陰裂傷の予防につながるが，自然分娩の介助に倣って吸引や怒責を早めに中断すると，肩甲難産のリスクが上昇することに留意する。スムーズな児頭の下降・娩出がみられなかった場合は，発露後も怒責を持続してもらい，最終的には牽引ハンドルが妊婦の臍の前下方に達するように第3回旋を介助した牽引を行うことが勧められる。
- 吸引分娩後は，スムーズに娩出したと自己評価できた場合であっても，新生児の頭皮損傷や頭血腫の有無などの確認を行う。

また，吸引娩出術に限らず，急速遂娩術を行った場合は，娩出の状況などを診療録に記録する。吸引娩出術の場合は，
①適応と要約
②内診所見（児頭の下降度および泉門・矢状縫合の位置，吸着カップの装着位置，産瘤の状態）
③吸引所見（吸引圧，開始および終了時間，実施回数，滑脱回数，牽引の方向）
④新生児所見（Apgarスコア，臍帯動脈血ガス所見，分娩損傷の有無など）
⑤産道裂傷・会陰裂傷の程度と修復所見
などを詳細に記載する。

ソフトカップ使用の場合の手技

装着のタイミングや部位などは金属製カップと同様である。大きさ・形状にかかわらず児頭に適合・吸着するので，人工産瘤形成のための時間をかける必要がなく，陣痛が開始すれば直ちに吸引圧を50～60cmHgまで上げて怒責に合わせて吸引する。

吸引中の滑脱は金属製カップと比較して多いとされているが，児の損傷などは金属製カップと比較して少ない。

また，金属製カップと比較して径が大きいため折り曲げて腟内に挿入する必要があり，特に児頭の位置が高いほどまわりの腟壁などを巻き込む可能性が高く，金属製カップ以上に産道裂傷に気をつける必要がある。

ディスポーザブルカップ（Kiwi娩出吸引カップ®）使用の場合の手技

屈曲点が術者の正面に位置する場合はプロカップを使用できるが，それ以外ではオムニカップを選択する（オムニカップは屈曲点が正面にある場合も使用可能）。
- 利き手の拇指をカップ上側中央部に，示指をカップの縁に添えて，反対の手で陰裂を開き，カップを屈曲点に向けて児頭と産道の間を進め，カップ縁の溝が

161

図13 ディスポーザブルカップ（オムニカップ）の挿入

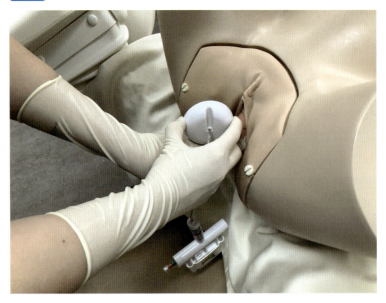

図14 ディスポーザブルカップ（オムニカップ）の肛門方向
　　　（下方，第1位の方向）への牽引

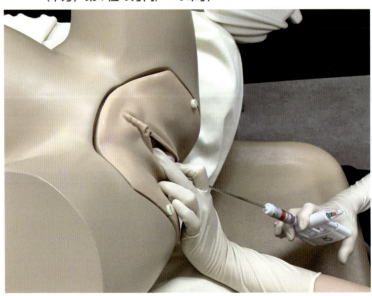

術者側からみて12時方向に位置するように装着する（図13）。回旋異常などがあって小泉門が確認できない場合，カップの中心が矢状縫合に位置し，大泉門とカップの距離が約3cmであればカップの中心が屈曲点にあることがわかる。

- その後，ハンドル操作によって吸引圧を50〜60cmHgまで上げて怒責に合わせて吸引する(図14)。
- 理想的な人工産瘤の形成まで約2分かかるとされている。反対の手は親指をカップに，示・中指はカップ辺縁から児頭にかけて軽く当て，児頭自体がカップに合わせて下降しているかなどを確認する。児頭の回旋状態はカップの溝の位置の変化で感じることが可能である。

　ディスポーザブルカップの解説書には，「2回滑脱した場合は，ほかの急速遂娩術に切り替える」と記載されていることにも留意する。

後方後頭位の場合の手技

　屈曲点に吸着カップを装着し，第1位〜第2位の方向に牽引するまでは同様であるが，発露の状態で牽引ハンドルの位置を第2位〜軽く第3位の方向で維持したままにすると，骨盤の最も狭い部分を通過した児頭が自然回旋し，前方後頭位に自然矯正されるところが観察される(図15)。その後，牽引ハンドルを第3位に牽引すると，児頭は通常の第3回旋の方向で娩出する。

　一方，児頭の自然回旋が観察されなかった場合は，再び第1位の方向へ軽く牽引することで前方を向いた児頭が娩出する(図16)。後者の場合は，頤部が恥骨結合下に娩出するまで第1位方向(肛門方向)への牽引が必要になることから，付加裂傷のリスクが高くなることに留意する。

図15 後方後頭位に対する水平方向(第2位の方向)への牽引

この後，発露にした状態で第2位〜軽く第3位の方向で維持したままにすると，児頭が自然回旋し，前方後頭位に自然矯正されることがある。

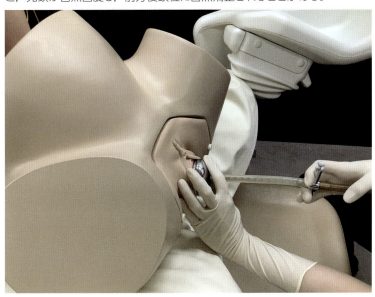

図16 後方後頭位に対する発露後の肛門方向（下方，第1位の方向）への牽引

児頭が自然回旋しなかった場合は，再び第1位の方向に牽引すると，前方を向いた児頭がそのまま娩出する。

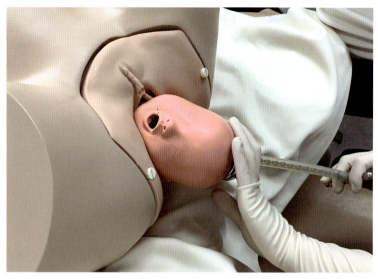

低在横定位の場合の娩出手技

児頭がstation +2より下降しているのに矢状縫合が横径の場合は，骨盤前後径，特に仙骨下半部が狭くて児頭がうまく第2回旋できなかった可能性がある。このような場合，第1位の方向に牽引しても児頭は下降できない。むしろ第2位の方向に牽引したほうが，骨盤の狭い部分を児頭が通過しやすくなることがある（図17）。

吸引娩出術不成功時の対応

「産婦人科診療ガイドライン」では，吸引娩出術の総牽引時間が20分，あるいは総牽引回数が5回を超えて児が娩出しない場合は，鉗子娩出術または帝王切開術を行うことが勧められている。児頭の位置や回旋について正確な診断ができて，屈曲点に吸着されたカップの接着面に対して垂直に，かつ骨盤誘導線に沿った牽引がガイドラインの範囲内で実施されれば，仮に娩出に至らなくとも吸引娩出術は危険な急速遂娩術にはならない。しかし，急速遂娩が必要とされた時点から，確実に時間が消費されていること，さらに，吸引娩出術は娩出力の補助として子宮底圧迫法が併用されていることが多く，いずれも時間経過のなかで胎児の低酸素状態を悪化させる要因となりうることに留意する必要がある。

図17 骨盤前後径が狭い場合の牽引方向

第1位（×）の方向に牽引しても児頭は下降できない。第2位（○）の方向に牽引したほうが，児頭が通過しやすくなることがある。

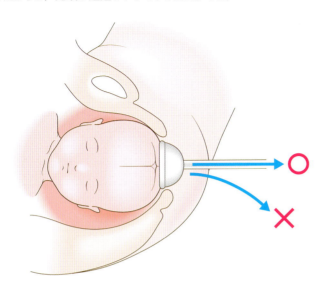

　吸引娩出術に限らず，急速遂娩実施中は，常に客観的に児頭の下降や手技を評価し，牽引ごとに継続するか諦めるかの判断を行う。そのため，内診所見に少しでも疑問がある場合，もしくは急速遂娩を実施する全例において，実施前および実施中に超音波検査で児頭の状況を確認することは，妊婦の負担にならないことからも考慮されるべき方法と考える。吸引娩出術によって児娩出に至らない確率は約15％であると報告されていることから，回旋異常がない児頭先進部がstation＋4〜＋5に達している場合を除いて，吸引娩出術は，次の急速遂娩法の準備と並行して実施することが勧められる。また，仮に次の急速遂娩術がスムーズに実施されたとしても新生児蘇生法を必要とすることが多くなるため，並行した新生児蘇生の準備は必須である。

　吸引娩出術が不成功になった場合は，母体損傷や児の帽状腱膜下血腫，頭蓋内出血の頻度が上昇する。帽状腱膜下血腫では，生後2〜4時間で出血性ショックとなった事例が報告されている。母体のバイタルサイン，出血量のカウント，産道裂傷修復後の状態などについては正常分娩以上に注意をはらう必要があり，新生児についても生後しばらく厳重に観察する必要がある。

参考文献

1）真柄正直：吸引娩出術, 産科手術. 文光堂, 1970. 237-241.
2）日本産科婦人科学会/日本差婦人科医会：CQ406　吸引・鉗子娩出術, 子宮底圧迫法の適応と要約, および実施時の注意点は？ 産婦人科診療ガイドライン産科編 2023. 2023. 213-218.
3）Tsakiridis I, Giouleka S, Mamopoulos A, et al: Operative vaginal delivery: a review of four national guidelines. J Perinat Med 2020; 48（3）: 189-198.
4）Goetzinger KR, Macones GA: Operative vaginal delivery: current trends in obstetrics. Womens Health（Lond）2008; 4（3）: 281-290.
5）Johanson RB, Menon BK: Vacuum extraction versus forceps for assisted vaginal delivery. Cochrane Database Syst Rev 2000;（2）: CD000224.
6）Bahl R, Hotton E, Crofts J, et al: Assisted vaginal birth in 21st century : current practice and new innovations. Am J Obstet Gynecol 2024; 230（3S）: S917-S931.
7）Muraca GM, Ralph LE, Christensen P, et al: Maternal and neonatal trauma during forceps and vacuum delivery must not be overlooked. BMJ 2023; 383: e073991.
8）池ノ上克, 三谷穣, 松田義雄：吸引分娩. ペリネイタルケア 2017; 36（4）: 396-400.

13章

器械分娩の合併症・問題点

竹田　省

合併症

　母体死亡など重篤な母体分娩時の合併症は，経腟分娩より帝王切開術に多いことはよく知られている。また，一度帝王切開術を行うと，その後の妊娠で前置胎盤，癒着胎盤，子宮破裂，子宮摘出術，創部感染，創部哆開，出血多量，常位胎盤早期剥離など合併症が増え，母児のリスクになることも事実である。このため，安易な帝王切開術や分娩第2期の帝王切開術を減らす努力が必要であるとともに，経腟分娩を追求するうえで器械分娩（instrumental deliver or operative vaginal delivery もしくは assisted vaginal delivery）の安全な施行と，その技術の習得，教育は重要である。

　吸引分娩であれ鉗子分娩であれ，自然経腟分娩より合併症頻度は高いが，経験や技術レベルが大きいことも知られている。その実施においては，安全な施行と合併症の低減は絶えず意識し，経験を重ね技術の向上，習熟を図ることが大切である。器械分娩の種類により特有の合併症がみられる。母体合併症として肛門括約筋損傷を含む母体損傷，出血多量，新生児合併症として腕神経叢損傷，頭血腫，網膜出血，角膜損傷，児死亡などさまざまである（表1）[1]。

　器械分娩で多い肛門括約筋損傷の頻度は，国により大きく異なり，一番多いカナダの16%から2%を割る国までさまざまである。カナダでは自然分娩の括約筋損傷頻度は2.8%，鉗子分娩18〜25%，吸引分娩11〜16%と鉗子分娩が一番多い[2,3]。鉗子分娩の比率が高い国が多いかといえばそうでもなく，そもそも器械分娩をあまり行わないアメリカや，鉗子分娩を行わないデンマークの頻度もカナダに次いで高い。その背景には器械分娩をそもそも施行する，しないという分娩に対する考え方だけでなく，医療へのアクセス，社会事情，医療事情の違いが大きく影響する。器械分娩を積極的に行う国においては，会陰切開を積極的に行うかどうかも低減に大きく影響することが知られている。また，会陰保護や産科技術のトレーニングを行っているか，技術伝承に積極的であるかどうか，より安全な器械分娩の追及姿勢も低減に影響するといわれている。

　イギリスや英連邦国，一部の日本でしか行われていないキーラン鉗子の報告は少ない。rotational assisted vaginal births に関する23件の meta-analysis の報告では，吸引で回旋させるよりキーラン鉗子のほうが失敗率や児損傷は少ない傾向

表1 器械分娩の合併症頻度

母体		
	会陰切開術併用率	吸引：50〜60%，鉗子：90%以上
	会陰・腟裂傷	吸引：10%，　　　鉗子：20%
	肛門括約筋損傷	吸引：1〜4%，　　鉗子：8〜12%
	分娩時出血多量	吸引・鉗子：10〜40%
	尿・便失禁	産後6週まではみられる，時間とともに改善
児		
	頭血腫	吸引に多い：1〜12%
	顔面・頭皮裂傷	吸引・鉗子：10%
	網膜出血	鉗子より吸引分娩にみられる，報告によりさまざま：17〜38%
	新生児黄疸・高ビリルビン血症	吸引・鉗子：5〜15%
	帽状腱膜下血腫	吸引に有意に多い：3 to 6 in 1,000
	頭蓋内出血	吸引・鉗子：5 to 15 in 10,000
	頸椎損傷	主にキーラン回旋鉗子，稀
	頭蓋骨骨折	主に鉗子，稀
	顔面神経麻痺	主に鉗子，稀
	児死亡	極めてまれ

(Green-top Guideline No. 26.より[1])

にあるとしている。安全性もほかの器械分娩と同様である報告や完遂率が高い報告もある。また，経験者の施行においては，高い成功率（90〜95%）と低い合併症率の報告もあり，適応を決め技術の習得をはかれば，キーラン鉗子も安全に施行できるものと思われる[1]。近年，無痛分娩の普及に伴い回旋異常，特に低在横定位に遭遇することがあり，吸引で回旋させたり，用手回旋やキーラン鉗子の使用が増加する可能性が考えられる。

軟産道裂傷

　経腟正常産に比べて鉗子遂娩術では，明らかに腟壁裂傷，軟産道裂傷の頻度が高く，程度も重い[4]。特に高い位置からの牽引や分娩停止，巨大児，回旋異常での牽引では裂傷がひどくなる傾向にある。産瘤，骨重を形成してゆっくり進行する分娩経過を一気に終了させる鉗子分娩では，裂傷増加や出血量増加はある程度やむをえないのかもしれない。まれに縫合部や腟壁，外陰部に血腫形成をみることもある。合併症減少への技術的努力や手早い縫合の修練は，必須である。

　鉗子抜去が遅れると，腟壁後壁にレールを敷いたような裂傷を生じることがある。急ぐあまり強引に牽引したり，児頭が飛び出したり，2位を長く引くとⅣ度裂傷を生じる原因となる。

　まれな合併症状として，会陰裂傷と連続したⅣ度裂傷とは異なる後腟壁の孤在

性直腸裂傷や，膀胱損傷が生じることがあるので注意する。

軟産道裂傷を避けるための鉗子手技

① 1 位に牽引し，初動がつけば逆にゆっくり動きを止めるような感覚で牽引するのがよい。

② 後頭結節が恥骨下縁を通過すれば，2 位の牽引を止め 3 位方向へ誘導し，児頭が排臨したら鉗子は抜去する。会陰保護も同時に行う。

③ 1 位は初動まで牽引，動き始めたら 1 位 2 位と押さえるようにし，3 位は誘導のみの感覚がよい。

キーラン鉗子では，らせん状に裂傷が形成されることがある。

Ⅲ，Ⅳ度の会陰裂傷では，その後の疼痛や便失禁など肛門機能不全をきたさないようにきちんと修復することが要求される。

外肛門括約筋は絶えず収縮しているため，縫合時は十分陰部神経領域を麻酔して筋弛緩をはかり，離開した部分を引き出してテンションをかけない状態で縫合することが大切である。縫合部にテンションがかかれば組織自体が断裂したり糸で組織が切れ，縫合不全の原因になる。このため，無痛分娩中では硬膜外麻酔を十分効かせて縫合する。無痛分娩をしていなければ陰部神経麻酔や区域麻酔を施行し，括約筋を弛緩させてから縫合する[5]。直腸損傷を伴うものは，術後は数日低残渣食にし，排便をコントロールする[6]。

分娩時出血増加

軟産道裂傷が大きく，深く，複雑化し，その頻度も増加することから，鉗子遂娩術では出血量も正常経腟分娩より多くなる（図1）[4]。1,000 mL 以上の分娩時出血の頻度も増加する（図2）。鉗子遂娩術時の出血に対する注意点を以下にまとめる。

出血への対応の心得

① 鉗子の特性を知り，児頭の位置を正確に評価し，児頭の嵌入，回旋の経過，生理，病態をよく理解しておくことが大切である。

② 頸管裂傷や頸管挫滅，深部頸管裂傷や弛緩出血も腟壁・会陰裂傷と合併することもあり，迅速かつ確実な止血法や縫合法に習熟しておく必要がある。また産科危機的出血への対応ガイドラインなど母体緊急時の対応法を理解し，出血増加時の全身管理，輸液，輸血など迅速に対応できるように研鑽する。

③ 鉗子牽引方向や力加減を体得し，毎回，症例を振り返り，経験を積み重ねることが合併症減少，克服への近道である。

子宮底圧迫法（クリステレル胎児圧出法）

　子宮底圧迫法は，児頭がstation +4〜+5に下降しており，単独で施行しても娩出できる時期，もしくは吸引分娩や鉗子分娩を施行する際の補助として用いる。急速遂娩術を行う前に児頭が下りてくるかどうかみるために試行したり，鉗子・吸引の適位にまで児頭を下降させるために決して施行してはならない。子宮底圧迫法を繰り返すと明らかに胎児心拍数低下悪化を招くし，胎児機能不全がさらに悪化することになる。あくまで急速遂娩法の補助であり，鉗子では1〜2回，吸引では数回までと心得る。
　施行後は軟産道裂傷や子宮破裂の有無を精査し，経過を厳重に観察する。

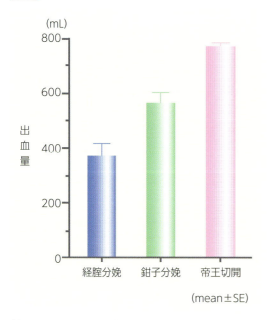

図1 分娩時出血量

（木下勝之，竹田　省 編：鉗子分娩．産科周術期管理のすべて，メジカルビュー社，2005，p.247より引用）

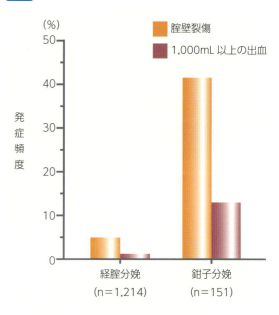

図2 腟壁裂傷と1,000 mL以上の出血の発症頻度

（木下勝之，竹田　省 編：鉗子分娩．産科周術期管理のすべて，メジカルビュー社，2005，p.247より引用）

【症例】（36歳，0回経妊0回経産）

既往歴：糖尿病（3年前から指摘されていたが無治療で経過）

家族歴：両親とも糖尿病

現病歴：自然妊娠。妊娠32週3日，糖尿病合併妊娠にて当院紹介受診。インスリン24単位／日にて血糖コントロール良好。児発育正常。

分娩経過：妊娠40週1日，1:30自然陣発。子宮口4cm開大にて自然破水。2:45子宮口8cm，station ＋0，努責がかかり，無痛分娩を希望し，硬膜外麻酔施行。4:40mild variable deceleration出現。6:25**持続性徐脈**となった。**子宮口全開，station＋3，前方前頭位であり，鉗子分娩**となった。

内診所見は**子宮口全開大，展退100%，station＋3**，既破水，羊水混濁（－），**大泉門2時方向。頭頂部先進で，産瘤2＋**であった。

・ネーゲリ鉗子を児頭装着し，鉗子遂娩術を施行した。1回の牽引で児は娩出した。

・会陰切開創は延長し，**腟円蓋までの裂傷**が認められた。縫合に時間を要し，**出血量2,400mL，MAP6単位を輸血**した。

・児は2,988g，女児で，**Apgarスコア 7点（1分後），9点（5分後），臍帯動脈血ph7.277，PaO₂13.7mmHg，PaCO₂55.8mmHg**であった。

・右眼瞼側方および左耳前方に鉗子圧痕を認めた。児発育は順調で，眼底検査，CT検査においても異常は認められなかった。

【コメント】

回旋異常である前方前頭位の胎児機能不全（NRFS）症例であるが，鉗子遂娩術にて新生児の仮死が回避された。**中在に位置する児を1回の牽引で娩出できる，これこそが鉗子分娩の"醍醐味"である**が，裂傷が大きく縫合に手間どり，輸血を要した。

児の合併症

　埼玉医科大学総合医療センター総合周産期母子医療センターでの鉗子分娩1,109例の検討では，鉗子とは直接関係ないが，分娩停止や分娩遷延，巨大児と関連する頭血腫，帽状腱膜下血腫，結膜出血，Erb麻痺（分娩麻痺上位型）3例（0.3％），鎖骨骨折2例（0.2％）などがみられた。

　鉗子分娩と関連する重大な合併症として，頭蓋骨線状骨折1例（0.1％），Subarachnoid Hemorrhage 2例（0.2％）を認めたが，幸いにも後遺症もなく治癒している。これらの合併症は正常分娩後にも認められるが，児頭の回旋状態や高さおよび鉗子技術レベルとも関連すると思われる。

　鉗子挟鉗部分の顔面皮膚擦過傷や皮下出血は時折みられるが，後遺症として問題になったものはない。また，角膜，結膜損傷や眼底出血なども認めなかった。

　先天性白内障には片側性のものもあり，後から鉗子合併症としてトラブルになる可能性がある。このため，鉗子圧痕が眼瞼上にある場合や結膜出血などが認められる場合は，眼科医に診察を依頼し，網膜を含めて眼部に異常がないことを診療録に記載しておく。

　文献的には顔面神経麻痺などもあるが，経験していない。

参考文献

1) Murphy DJ, Strachan BK, Bahl R: Assisted Vaginal Birth. Green-top Guideline No.26. BJOG 2020; 127: e70-e112.
2) Muraca GM, Ralph LE, Christensen P, et al: Maternal and neonatal trauma during forceps and vacuum delivery must not be overlooked. BMJ 2023 Oct 19; 383: e073991. DOI：10.1136/bmj-2022-073991. PMID: 37857419.
3) Sano Y, Hirai C, Makino S, et al: Incidence and risk factors of severe lacerations during forceps delivery in a single teaching hospital where simulation training is held annually. J Obstet Gynaecol Res 2018 Apr; 44（4）: 708-716. DOI：10.1111/jog.13558. Epub 2018 Jan 5.
4) 木下勝之，（竹田　省編）：鉗子分娩　産科周術期管理のすべて．メジカルビュー社，2005. 247.
5) 竹田　省：陰部神経麻酔（竹田　省編）：Patient centered careを意識した産婦人科外来診療・小手術の局所浸潤麻酔・伝達麻酔．メジカルビュー社，2022. 137-141.
6) 依藤崇志，竹田　省（竹田　省編）：陳旧性会陰裂傷　GSNOW　No.7　子宮奇形・腟欠損・外陰異常・性別適合の手術．メジカルビュー社，2011. 130-141.

14章

困難例と対処法：鉗子分娩

竹田　省

不成功例(failed forceps)

　鉗子不成功例の頻度は，埼玉医科大学総合医療センター総合周産期母子医療センター（1985〜2005年）では2例／鉗子1,109例（0.18%）であった。順天堂大学附属順天堂医院産婦人科（2010年1月〜2015年12月）では5例／鉗子862例（0.58%）であった[1]。

　埼玉医科大学での2例は上級者によって行われ，いずれも小さめな児であり，両児とも前方前頭に回旋している回旋異常であった。1例目は前方額位であり，station +3で胎児機能不全により鉗子分娩を決定し，牽引したところ反屈が増強し，頤部前方顔位となり児頭下降せず帝王切開術となった。2例目は双胎第2児であり，前方前頭位，station +3で胎児機能不全となり，鉗子分娩を決定。牽引したところ反屈増強し，頤部前方顔位となり児頭下降せず帝王切開術となった。両児とも2,200g，2,100gのLFD（light-for-dates）児であった。順天堂大学での5例は，内診評価が甘く，実際はstationが高い症例であった。

　鉗子分娩が不成功に終わった場合，直ちに帝王切開術を行う。帝王切開術が分娩台や隣接の手術室でできることが理想的であるが，現実的にはそうもいかない施設も多いため，帝王切開術への移行時の注意点を以下にまとめる。

帝王切開術への移行時の注意点

①不成功の原因は，回旋異常や最大周囲径が高い（station +2以上）ことである。

②胎児機能不全（NRFS）の場合では，体位変換や児頭を挙上させ，子宮収縮を止める。

③陣痛促進している場合は，電解質液や膠質液に変更し，必要なら塩酸リトドリンやニトログリセリンで子宮筋の弛緩を図りつつ，超緊急帝王切開術を施行する。

④搬送中に児頭が下降し，容易に牽引できる位置に降りていることもあるため，鉗子は必ず手術室へ持参する。

挿入困難例

鉗子挿入が困難な場合というのは，児頭が出口部まで下降しているときや分娩停止，回旋異常症例に多く，陣痛間欠期に児頭が挙上しない症例である。このような場合では，児頭と腟壁との間にスペースがなく，ガイドする手が十分に入らず，鉗子挿入が難しくなる。

挿入困難時の対応のポイントを以下に示す。

鉗子挿入が困難な場合の対処法

①陰部神経麻酔を行い，怒責をかけないように指導して，ガイドの右手を十分に挿入することがポイントである。

②ガイドの手を挿入する際は，児頭を少し押し上げるようにすると，十分深く挿入できる。次の陣痛までに，手早く鉗子挿入を行う。

③陣痛時や怒責がかかると挿入は無理であるため，次の間欠期まで待つ。

鉗子が合致しない場合は，鉗子挿入が3時9時方向にきちんとされておらず，4時8時方向など下方にずれていることが多い。児頭がstation +2などの高めのときは，挿入時に鉗子方向が下方にずれやすい。また，児頭装着しようとした場合にも鉗子方向のずれが起こりやすい。

いずれにしても鉗子が合致しない場合は，以下のように対応する。

両葉の鉗子が合致しない場合の対処法

①原則として両葉を抜去して，再挿入する。

②合致のずれが少ない場合は，両葉の鉗子を下方に押し下げながら合致を試みるとうまくいく場合がある。この際，児頭と鉗子ブレードの間に何も挟んでいないこと，きちんと鉗子が児頭にかかっていること，試験牽引でもずれないことを確認する。

キーラン鉗子の挿入困難

　キーラン鉗子は矢状縫合が横の児頭に装着し，回旋させることを目的に使われてきた。児頭の矢状縫合横の状態は，骨盤入口部から高在，高中在のような児頭嵌入が浅く高い位置の児頭にみられる。しかし，現在では鉗子遂娩術は児頭station +2以下の児頭にしか適応としておらず，高在など旧来多くキーラン鉗子を使用してきた児頭の高さは，帝王切開術となっている。このためキーラン鉗子の必要性もなく，ほとんど使用されずにいた。しかし近年，硬膜外麻酔や脊髄くも膜下硬膜外併用麻酔による無痛分娩が普及してきた。このような無痛分娩では，無痛とともに骨盤底筋群の弛緩がみられ，児頭が矢状縫合横のまま低在まで下降し，微弱陣痛とともに分娩が遷延したり停止することがみられるようになってきている。このため，無痛分娩普及とともにキーラン鉗子の必要性が見直されている。

　順天堂大学附属順天堂医院では，痛分娩時の微弱陣痛管理や児頭用手回旋術，キーラン鉗子技術を産科研修の教育項目に入れている。イギリスではRCOG Operative Birth Stimulation Training（ROBuST）が開催されており，産科医はこの技術研修が必須となっている。Kielland forcepsによるrotational forcepsやnon-rotational forcepsの手技もこのトレーニング項目に入っており，産科医は自分の技量と臨床状況から最も適切な急速遂娩法を選択し，直接牽引分娩（non-rotational deliveries）する方法と児頭を回旋させ牽引分娩（rotational delivery）する方法を自信をもって施行できるようにすべきであるとしている。

　順天堂大学の研修では，station +2の比較的高い児頭位置のキーラン鉗子の使用は，上級者以外許可していない。実際は，station +3以下の低中在もしくは低在の横位もしくは斜位のみを適応としている。ほとんどは無痛分娩での分娩管理時に発生する。

　キーラン鉗子はネーゲリ鉗子に比べて前葉が挿入しにくい。特に低在横定位では児頭が恥骨にあたっていることが多く，間隙が少なく鉗子挿入が難しいことがある。第1横定位の場合，右葉を9時方向から挿入し，前葉とする。第2横定位の場合，左葉を3時方向から挿入し，前葉の位置に持ってくる。挿入が困難な原因はいくつか考えられる。低在横定位の場合，児頭が下降しており，努責が入りやすく，麻酔の十分でない状況では疼痛によるいきみも伴い児頭，恥骨間隙のスペースがなくなることが原因である。麻酔を追加するか無痛分娩でない場合は，陰部神経麻酔を両側施行するとよい。

　2つ目の原因は，前葉挿入の際，鉗子ブレードが児頭に沿っていないことである。仙骨にあたらないように深く挿入した後，内診指の中指や薬指を前葉ブレード下縁に沿わせて12時の位置方向へ送るように誘導することが大切である。同時に，

鉗子柄をもつ対側手で鉗子を下方の6時方向へ無理せずやさしく誘導するのがコツである。

後葉の挿入は，仙骨の彎曲を想定してぶつからないように，内診指と児頭の間に沿わせて浅めに挿入する。

牽引困難・滑脱例

牽引回数は，陣痛にうまく合わせられないことがあるため原則2回までとし，それ以上は禁止している。深追いをしてかえって児の状態を悪化させたのであれば元も子もない。初心者の場合には，牽引方向が悪い場合があり，すぐに熟練者に交代して1回の追加牽引を認めている。

一般的に牽引がきつく力を要する困難症例は，巨大児，分娩停止，微弱陣痛，回旋異常（前方前頭位，不正軸進入：asynclitism），牽引方向などがある。

【症例】例外的に3回牽引した症例

前方前頭位でstationが+4にまで徐々に下降し分娩停止となり，鉗子分娩を決定した。児頭が陰裂からみえているにもかかわらず牽引を2回行ってもびくともせず，指導医に代わり牽引したところ娩出できたが，Ⅳ度裂傷となり出血も多く，縫合にも難儀した。

児は4,300gの巨大児であった。分娩遷延したため児頭応形が高度であり，[3章：児頭下降度の評価と内診法]（p.31「前方前頭位」）で解説したように，前方前頭位のため最大周囲径がstationの割には上方にあったことにより，牽引が困難となった。

ほかにも前方前頭位で牽引したものの腟壁裂傷がひどくなり，縫合，止血に時間を要し，結果的には帝王切開術をしたほうがよかった症例も数例経験している。

station +3の前方前頭位の最大周囲径は，前方後頭位より上方であり，後頭位のstation +1〜+2に匹敵する高さにあることを銘記する必要がある。特に分娩停止例や遷延分娩の前方前頭位例で応形機能が強く働いている症例ではその傾向は顕著となる[2〜4]。

牽引方向が悪くて牽引できない症例もある。特に初心者では手前（2位方向）に引きすぎるため，恥骨にぶつかって下降しない場合である。1位の牽引方向は，恥骨後面の傾斜に沿って行うことが重要であり，この傾斜角をイメージして牽引するとスムーズに児頭が下降する。

鉗子の滑脱は，浅く挿入しているか，挿入が誤っていることがほとんどで，児

176

損傷のリスクとなり危険である。誤った方向に牽引し，過剰な力が加わった場合にも起こりうるが，まれである。

牽引困難例の対応のまとめ

①牽引回数は原則2回までとし，それ以上は行わない。

②巨大児，分娩停止，微弱陣痛，前方前頭位などの回旋異常，狭骨盤など，牽引困難となる状況をあらかじめ把握しておく。初心者の場合，牽引方向が悪いことがある。

③前方前頭位では，前方後頭位に比べて児頭最大周囲径が上方であることを銘記しておく。

④牽引は，恥骨後面の傾斜に沿って行う。傾斜角をイメージしながら牽引するとスムーズに児頭が下降する。

⑤鉗子滑脱の原因は，挿入が浅いか誤っている場合がほとんどであり，注意する。

　どのような鉗子でも，特にstation +2や+3の高めの鉗子は，どのような回旋状況であろうとも鉗子の挿入は十分深く挿入することを心がける。当然，高い位置の鉗子の場合，鉗子接合部は腟口付近に位置し，鉗子柄は水平からやや上方を向くこともある。牽引は怒責と同時に牽引するのではなく，十分にいきませ，下降させてから牽引を開始すると，回旋も進みより安全に牽引できる。

参考文献

1) Sano Y, Hirai C, Makino S, et al: Incidence and risk factors of severe lacerations during forceps delivery in a single teaching hospital where simulation training is held annually. J Obstet Gynaecol Res 2018 Apr; 44 (4): 708-716. DOI: 10.1111/jog.13558. Epub 2018 Jan 5.

2) 木下勝之，竹田　省編：鉗子分娩．産科周術期管理のすべて．メジカルビュー社，2005. 247-248.

3) Takeda S, Takeda J, Koshiishi T, et al: Fetal station based on the trapezoidal plane and assessment of head descent during instrumental delivery. Hypertens Res Pregnancy 2014; 2: 65-71.

4) Takeda S: New Concept of Fetal Station Based on the Trapezoidal Plane (T-Station) ed. Satoru Takeda, In New Assessment of Fetal Descent and Forceps Delivery. Springer Singapore Published: 02 July 2018.

15章

困難例と対処法：吸引分娩

鈴木俊治

不成功例：撤退するタイミング

　吸引娩出術を実施した児の重篤な合併症として，帽状腱膜下血腫があげられる。「産科医療補償制度の原因分析報告書」でも散見され，出血性ショックを併発した例もある。確実な予防法はないが，「産婦人科診療ガイドライン」は，骨盤誘導線に沿った一定の力での牽引でなく，前後左右に揺り動かしたり回転させたりする動きが，帽状腱膜下血腫形成に関連することが指摘されており，また，吸引から鉗子娩出術または帝王切開術へ変更となった例に，母体損傷だけでなく，児の帽状腱膜下血腫や頭蓋内出血が増加することも指摘されている[1]。

　これらと関連して，早期に吸引娩出術を断念することが母児の合併症増加の予防につながることが報告されている。そのため，例えば2〜3回の吸引において明らかな児頭の低下が持続的に認められない場合や滑脱を反復した場合は，その後の吸引娩出術を断念することが勧められる。

　表1に，2018年にまとめられた吸引娩出術から鉗子娩出術に切り替えられた産科医療補償対象6例の概要を示す[2]。6例中5例が回旋異常・（前方）前頭位であり，吸引娩出術実施前には回旋異常の診断がついていなかった状況がうかがえる。前頭位では，後頭位と比較して骨産道が児頭の応形機能に対する影響が大きく，児頭の応形（変形）が大きくなることが知られている。また，児頭は産瘤形成を伴っていることが多く，先進部が骨盤出口部まで下降してきていても最大周囲径は骨盤入口面より上方にあることがありうる。すなわち，前頭位は後頭位と比較して，児頭の最大周囲径が高い位置にあるにもかかわらず，先進部は低い位置にくることがある（図1）。

　鉗子遂娩時，鉗子匙は最大周囲径にかかることから，術者は鉗子柄の位置から児頭の最大周囲径の位置が高いことを実感できる。しかし，吸着カップは児頭の先進部にかかる（位置する）ことから，正確な内診などができていなければ，児頭が下降していると見誤ってしまう可能性がある。さらに，吸引中においても，児頭の応形機能と産瘤形成が進行することによって，あたかも吸引によって児頭が下降してきていると見誤ってしまう可能性がある。吸引前の超音波検査の実施は，児頭の回旋や位置のより正確な診断につながるとともに，吸引中に超音波検査で児頭が下降しているかをフォローするのも一手段と考える。

表1 産科医療補償制度対象例のなかで，吸引の後に鉗子遂娩術が試みられた6例[2]（2018年）

急速遂娩の適応	鉗子娩出術の結果	最終分娩様式	児頭の状況
胎児機能不全	遂娩（3回牽引）	鉗子分娩	嵌入前に吸引開始
胎児機能不全	装着できず	吸引分娩	回旋異常*
胎児機能不全	装着できず	吸引分娩	前方前頭位*
微弱陣痛	鉗子が滑ってしまう	吸引分娩	前方前頭位*
胎児機能不全	娩出できず	帝王切開	前方前頭位*
胎児機能不全	娩出できず	帝王切開	回旋異常*

*いずれも児頭娩出時に診断

図1 前方後頭位と後方後頭位の，児頭最大周囲径と先進部の位置関係

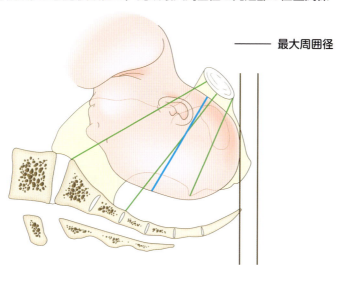

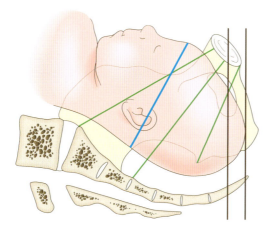

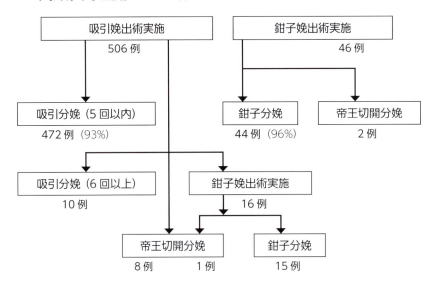

図2 急速遂娩術として吸引あるいは鉗子娩出術が実施された事例の概要（葛飾赤十字産院, 2012年）

図2は筆者らの施設において，急速遂娩術として吸引あるいは鉗子娩出術が実施された例のアウトカムを示したものであり，表2はまず吸引娩出術が試みられた事例の概要を示したものである[3]。（「診療ガイドライン」発刊前の症例に対して6回以上の吸引が10例に施行されている）。

5回以内の吸引娩出術および鉗子娩出術の成功率は，93%および96%であった。そして，吸引娩出術不成功後の帝王切開例では新生児仮死，一方，鉗子分娩となった場合は高度会陰裂傷および分娩後出血量の増加を認めた。当時，緊急帝王切開に移行するまで10〜20分を要していたことが胎児低酸素症の進行に影響した可能性がある。

一方，鉗子娩出術に移行した症例では，母体損傷が増加する過去の報告を支持する結果が認められた。幸いにして，児に神経学的後遺症が残った例はなかったが，各々の急速遂娩出術の利点・欠点を考慮した方法が実施されるべきと考える。

帽状腱膜下血腫

頭皮に強い力が加わることで発症する帽状腱膜の下にできる血腫。血腫は骨縫合を越えて波動をふれる（ブヨブヨふれる）。軽症例では2〜3週間で自然治癒するが，重症例では出血性ショックやDICなどを生じ，新生児死亡や神経学的後遺症につながることもある。

早期発見・対応が重要で，特にリスクが高い（複数回の吸引，滑脱あり，新生児蘇生ありなど）児に対しては，生後24時間（特に8時間）以内は厳重に観察する。心拍数の観察が早期発見につながる可能性があることが報告されている[4]。

困難例と対処法：吸引分娩　15章

表2 急速遂娩術として吸引娩出術が実施された事例の概要と予後[3]
（葛飾赤十字産院，2012年）

	吸引娩出術成功例		吸引娩出術失敗例	
	5回以内の 吸引回数	6回以上の 吸引回数	帝王切開分娩	鉗子分娩
総数	472	10	9	15
適応				
NRFS	129（27%）	2（20%）	5（56%）	5（33%）
回旋異常	41（8.7%）	4（40%）*	1（11%）	1（6.7%）
出生児体重3,500 g以上	69（15%）	2（20%）	0	2（13%）
Apgarスコア（1分後）				
3点以下	8（1.7%）	0	3（33%）*	1（6.7%）
7点以下	43（9.1%）	3（30%）	3（33%）	4（27%）
Apgarスコア（5分後）				
3点以下	3（0.64%）	0	1（11%）	1（6.7%）
7点以下	11（2.3%）	1（10%）	3（33%）*	1（6.7%）
臍帯動脈血pH 7.1未満	25（5.3%）	0	2（22%）	1（6.7%）
新生児合併症				
頭血腫	0	0	0	0
帽状腱膜下血腫	0	0	1（11%）*	0
顔面神経麻痺	0	0	0	0
会陰裂傷Ⅲ度	21（4.4%）	0	0	0
会陰裂傷Ⅳ度	8（1.7%）	0	0	2（13%）*
出血量1,500 mL以上	4（0.85%）	0	0	1（6.7%）
輸血	0	0	0	1（6.7%）*

＊：$p < 0.05$ vs. 5回以内の吸引回数による吸引分娩成功例

参考文献

1) 日本産科婦人科学会/日本産婦人科医会：CQ 406　吸引・鉗子娩出術，子宮底圧迫法の適応と要約，および実施時の注意点は？　産婦人科診療ガイドライン産科編 2023. 2023. 213-218.
2) 鈴木俊治：分析対象事例からみた吸引遂娩術の課題. 日産婦誌 2018; 70（11）: 2477-2479.
3) 平泉良枝，里見操緒，中井晶子，ほか：吸引分娩不成功例の検討. 日周産期・新生児会誌 2011; 47（2）: 452.
4) 玉井圭：帽状腱膜下血腫と脳. with NEO 2021; 34（5）: 745-752.

16章

技術指導・教育法

竹田　省，板倉敦夫，鈴木俊治

海外での鉗子使用率と技術の伝承

鉗子使用率

鉗子分娩や吸引分娩の器械分娩の頻度は，医療訴訟の状況や帝王切開術を容易に行うかどうかなど，各国の医療や社会文化事情により大いに異なってくる。初産婦の器械分娩率は，帝王切開術の割合が高い国では低く，帝王切開術の低い国では高いといえる。通常10〜20％前後といわれているが，アメリカは極端に低く，アイルランド，オーストラリア，英国では高い（図1）[1]。器械分娩のうち鉗子分娩を使用している国は，英国やオーストラリア，ニュージーランド，カナダなどの英連邦諸国Commonwealth of Nations，アイルランドなどであるが，日本でも，東京大学，埼玉医科大学，順天堂大学やその関連病院では器械分娩に鉗子を用いた急速遂娩術を教育している。

鉗子遂娩術が絶滅しているかといえばそうではなく，鉗子の利点を熟知している医師は世界中に存在し，アメリカでさえも一部の人たちで使用されている。英国の器械分娩率は10〜15％であり，英国，スコットランドでは吸引よりも鉗子分娩の比率が高い（図2, 3）。英国（2021年）では，鉗子分娩は7.2％，吸引分娩は4.8％であり，スコットランド（2018年）では，鉗子分娩は9.2％，吸引分娩は2.9％であった[2]。英国では分娩は無料であり，NHS分娩施設には経験豊富なスタッフがおり，鉗子技術は伝統的に継承されてきた[2]。RCOG（Royal College of Obstetricians and Gynaecologists）が行っているマネキンを使ったjunior医師への器械分娩技術トレーニングや臨床現場でのトレーニングシステムの充実が鉗子分娩の比率に反映しているものと思われる。

日本でのデータをみると，「日本産科婦人科学会周産期委員会報告（2021年）」での分娩様式は，器械分娩8.2％（鉗子分娩1.3％，吸引分娩6.9％），帝王切開36.4％（予定19.6％，緊急16.8％），経腟分娩55.4％であった[3]。埼玉医大総合医療センター総合周産期母子医療ンター（1985〜1999年）では経腟分娩の急速遂娩術は鉗子で行われており，鉗子分娩の頻度は10.0％（701/7004例出産）であり，failed forcepsは0.29％で帝王切開術になっている。順天堂大学附属順天堂医院（2010〜15年）では器械分娩率が15.6％で，鉗子分娩は15.3％（857/5588

技術指導・教育法 16章

図1 初産婦における器械分娩の割合

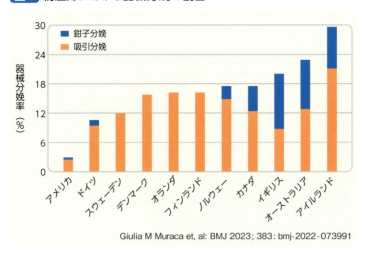

Giulia M Muraca et, al: BMJ 2023；383：bmj-2022-073991

図2 イングランドにおける鉗子・吸引分娩率

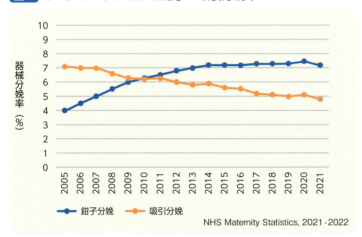

NHS Maternity Statistics, 2021-2022

図3 スコットランドにおける鉗子・吸引分娩率

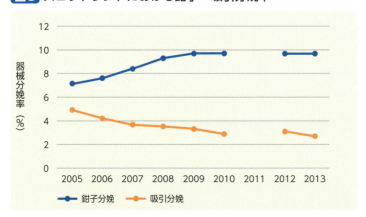

例），吸引分娩は0.3%であり，分娩第2期の急速遂娩術のほとんどは鉗子分娩で行われている[4]。

2014年から順天堂大学附属順天堂医院では，産科麻酔医による24時間体制のCSEA（combined spinal epidural analgesia）を中心とした無痛分娩が開始されている。その結果，微弱陣痛，遷延分娩による鉗子分娩や児頭の低在横定進入や不正軸進入（前頭頂骨進入）の回旋異常が多くなっている。このため，東大式ネーゲリ鉗子（nonrotational forceps）の技術トレーニングだけでなく，東大式キーラン鉗子（rotational forceps）のトレーニングも始めている[5〜7]。

無痛分娩がさらに普及すると器械分娩の必要性が増加すると思われ，児頭下降度の評価，回旋異常の診断のみならず児頭用手回旋手技や器械分娩のトレーニングは，ますます重要性を増すと思われる。

英国での鉗子使用の現状と産科技術の教育

安易な分娩第1期の帝王切開術が見直され，「器械分娩のガイドライン」が作成されている[8]。そのなかに産科医は吸引や鉗子娩術に精通し，児頭を回旋させず直接引する遂娩法（non-rotational deliveries）と児頭を回旋させ牽引する遂娩法（rotational delivery）を自信をもって施行できるようにすべきであると書かれている。このため英国のRoyal College of Obstetricians and Gynaecologists（RCOG）では吸引や鉗子手技などの産科技術トレーニングRCOG operative Birth Simulation Training（ROBuST）を開催し，児頭矢状縫合が45°以下の縦の児頭に装着（骨盤装着）するnonrotational forcepsのみならずキーラン鉗子など児頭装着する回旋鉗子rotational forcepsも指導している。産科を専門に研修している医師にとっては，必須の研修項目となっている。キーラン鉗子は熟練を要し，station +2などの高い位置の症例やoccipito-posteriorの症例も対象にしており，脊髄幹麻酔下の手術室での施行を勧めている。しかし，我々のキーラン鉗子は，原則station +3以下の低中在以下の症例であり，それ以上の症例は適応にしていない。つまり，無痛分娩により生じる低在横定位や斜位を中心に使用しており，イギリスの適応とは異なるものである。

英国の技術トレーニングは国内のみならず，World RCOGなどで海外でも行っておりROBuSTだけでなく，産科緊急時対応などPractical Obstetric Multi-Professional Training（PROMPT）も開催している。nonrotational forcepsや吸引分娩をきちんと教育すれば，助産師の施行でも医師と同様母体の予後に変わりはないとの報告もある[9]。アフリカなど医師や医療施設にアクセスするのが困難な地域においては，看護師や助産師への器械分娩の教育も重要と考えられ，実際行われている。

わが国では東京大学，埼玉医科大学，順天堂大学やその関連病院では急速遂娩術に鉗子の使用を教育している。順天堂大学やその関連病院では，マネキンを用いて鉗子の急速遂娩術教育を産婦人科研修医師全員に行っている。鉗子技術のみ

ならず正確な内診技術，鉗子適位の診断も重要な研修項目である[10～13]。
（用語解説）
骨盤装着（pelvic adaptation）：骨盤彎曲を持つネーゲリ鉗子などを用いて骨盤に合わせて装着すること。児頭の矢状縫合は45°以下のほぼ縦で使用する。
児頭装着（cephalic adaptation）：骨盤彎曲が少ないキーラン鉗子を用いて児の縫合の向きに合わせて鉗子を装着すること。児頭の矢状縫合が斜めや横の状態で装着し，児頭を回旋させながら牽引する。

鉗子技術の指導のポイント

正常分娩経過の理解と模型による体得

　鉗子遂娩術を実施するためには，正常分娩経過について，以下の点などを十分に理解しておく必要がある。

理解しておくべき正常分娩の経過

①骨盤，児頭の関係と児頭下降による変化
②児頭の第1，第2，第3，第4回旋
③児頭嵌入後，前方に彎曲してくる骨盤誘導軸
④児頭先進部と最大周囲径の位置との関係
⑤産瘤や応形機能による児頭の変形
⑥児頭下降に伴って恥骨後面の触知できる部分が少なくなる
⑦児頭と仙骨前面のスペースの減少

　順天堂大学附属順天堂医院では，産婦人科新入医師の研修を春に行い，講義とともに骨盤模型を用いて正常分娩経過を再認識し，第1～第4までの児頭の回旋を体得するとともに鉗子遂娩術の実習を行っている。
　各人が実際に，骨盤模型内に鉗子が入っている位置や児頭に鉗子がかかっている部位を確認し，児頭の高さによる違いや牽引方向などを体得している。

鉗子の特性の理解

　鉗子は，柄・頸部（shank）と匙部（blade）に角度があること（骨盤彎曲），匙部は内側に彎曲していること（児頭彎曲）を理解していないと，挿入もできないし，牽引もできない*。
　鉗子の挿入は，90°回旋させながら，かつ腟口から児頭の位置まで挿入するという複雑な動きである。児頭と骨盤，腟壁との立体的位置関係と鉗子の形状による動きを体得する必要がある。

*p.24
図6
参照

ある程度挿入していてぶつかる感触があるならば，匙部先端が仙骨に当たっていることが多い。無理に押し込むと軟産道損傷になる。押し込むのではなく，より外側から下方に回旋させるようにするとスムーズに挿入できる。

鉗子遂娩術は試験的施行（トライアル）がない

初心者による初めての鉗子分娩は，無痛分娩などのいきみができない症例などの適応を選び，出口鉗子がよい。暴力的な無理矢理のクリステル児圧出法よりも，鉗子分娩のほうがずっと安全である。実際の最初の牽引は，指導者に手を添えてもらい両者で牽引するのがよい。

研修レベルによって，t-station +2以下を鉗子適位（高中在）にする者や，station +3以下を鉗子適位（低中在）にしている者もいる。つまり，上級者ではstation +2以下を鉗子適位にしているが，専門医を目指し研修中の者ではstation +3以下を鉗子適位とし，当直者によっては，station +2での急速遂娩では帝王切開術を選択してもよい，と決めている。

鉗子技術習得状況がさまざまな医師が勤務や，当直している現状では，安全で確実な鉗子分娩の鉗子適位はどこまでであるか，それぞれ個々の立場で十分理解させる必要がある。また，内診や鉗子分娩の指導は臨床の現場で1対1の指導が必須である（表1）[14]。

個々の症例を大切にし，絶えず適応，内診所見，鉗子手技，裂傷縫合，合併症などを毎回検討することが大切である。適応と限界を十分理解し，合併症への十分な配慮，対策を行うことで，分娩時の母体および新生児合併症，死亡率減少に貢献できる。

吸引分娩についても同様であり，どちらがより優れているかなどの議論は意味がなく，それぞれの利点欠点を十分理解し，適応を守り，安全に確実に施行できるようにすることが大切である。

表1 鉗子遂娩術を指導する理由

1. トライアルがない（試しに牽引してみて，だめなら帝王切開的発想はない） 　　試験的装着・牽引，高い位置からの牽引，全開前の牽引
2. 牽引力が強い，1回の牽引で娩出させられる 　　吸引分娩（何度も滑脱，牽引を行う，子宮底圧迫法を併用など）と異なる
3. 牽引困難，胎児機能不全に有利 　　産瘤著明，回旋異常，分娩停止，巨大児
4. 母児の合併症（軟産道裂傷，出血量） 　　頭血腫，眼底出血，帽状腱膜下血腫，子宮破裂 （1）内診教育の徹底 　　客観的高さの表現，安全に娩出できる児頭の高さの習得 　　症例や分娩経過を共有 （2）分娩経過の観察，体得 　　分娩予測

技術指導・教育法　16章

　鉗子遂娩術では試しに牽引してみて，娩出できなければ，帝王切開術を施行するといった試験的施行（トライアル）の発想はない。しかし，鉗子適位にありながら施行に迷いためらう場合は，無理せず帝王切開術を施行するか，手術室でいつでも帝王切開術ができる状況下で，原則1回の牽引で施行する。failed forcepsとなるなら，直ちに帝王切開術とする。

（竹田　省）

鉗子分娩技術のトレーニング

　鉗子遂娩術は高い技術を必要としており，その技術を十分に修得すれば，帝王切開率の低下にも貢献できる技術である。現在，鉗子遂娩術を実施している施設は少なく，技術の適切な伝承ができなくなったことが，要因であろう。本項では，筆者の施設における鉗子遂娩術を修得する医師（学修者）へのプログラムを紹介する。

　順天堂大学産婦人科では以前から鉗子娩出術の技術が伝承されており，医局員のほとんどが一定のレベルを修得していた背景がある。無痛分娩を開始するにあたり，鉗子遂娩術の機会増加と分娩管理の難度が高まることが見込まれたため，このプログラムを導入した。産婦に実施する前に，学修者はまずシミュレーション・トレーニング（ST）を体験する。鉗子遂娩術においても，STが有用であることはすでに報告されている[15]。骨盤のファントム（人体模型），胎児モデルと分娩鉗子さえあれば，学修者が1人でも講習会の開催は可能である。

　このSTでは，鉗子遂娩術の手順を学ぶだけでなく，鉗子遂娩術に必要な内診技術の習得も行う（表2）。そのため本書の3章，6章，12章を読み標準化した内診および適切な鉗子遂娩術の実施手順の理解を事前に求める。この知識を基に，坐骨棘の触知，児頭の下降度と恥骨裏面の触知，児頭と仙骨の間に指が入るか，矢状縫合・泉門の触知などを学ぶ。最も重要なことは鉗子遂娩術を実施するときの児頭の高さ（下降度）と回旋の評価を標準化することである。これらが標準化されていないと，実施後の十分なフィードバックができず，スキルアップに支障をきたす。そのため骨盤ファントムに胎児モデルを挿入し，指導者と学修者が内診して，「これが+4」など標準的な下降度評価を身に着けるよう指導する。

　次に鉗子遂娩術の要約を口に出して言う（喚呼）。鉗子娩出術は急速遂娩術であり，術者も冷静になれないことが多い。安全な実施のために要約を確認すべきである。実際の現場では声に出さないが，STでは喚呼する。最後にネーゲリ鉗子の擬持から挿入，合致，牽引，抜去の実際を学びSTは終了する。

　学修者はSTを修了すると，実際の産婦への実施に移る（表3）。最初4回の実施は，指導医がガウンテクニック，手袋を装着して，いわゆる二人羽織で，学修者に手を添えてサポートする。これを達成するとトータル14回までは，指導医立

187

表2 鉗子遂娩術シミュレーショントレーニングの実際

事項	内容	目的
事前学習	本書の3章，6章，12章を読む	標準化した内診および適切な鉗子遂娩術の実施法を理解する
内診	①骨盤ファントムでの内診の実施 ②骨盤ファントムに胎児モデルを装着しての内診	①鉗子遂娩術で知っておくべき小骨盤腔の解剖を理解する ②児頭の下降度，回旋の確認を胎児モデルを装着して理解する
要約の喚呼	7項目の要約を声に出して確認する	実施の際に，落ち着いて的確な実施ができること
鉗子娩出術の手順の習得	骨盤ファントムから胎児モデルを鉗子遂娩術で娩出 ①鉗子の擬持 ②鉗子の挿入 ③鉗子の合致 ④児頭の牽引 ⑤鉗子の抜去	鉗子遂娩術を体験し，実施の手順を記憶してそれぞれの過程における注意点を理解する

表3 Category and privilege of forceps skills

Beginner（〜4）	: Assisted by mentor
Elementary（5〜14）	: Supervised by mentor
Intermediate（15〜）	: Qualified outlet-low forceps
Advanced（Mentor）	: Qualified Naegele and Kielland forceps

Department of Obstetrics, Juntendo University Hospital

会いの下でネーゲリ鉗子娩出術を経験する[15]。14回終了以降はprivilegeを付与して鉗子を単独で実施可能としているが，専攻医は重度NRFSなど時間的余裕がない場合を除いては，上級医の立会いも求めたうえで実施するようにしている。実施直後に，毎朝の分娩振り返りの際に，学修者への心理的安全性に配慮しながら，上級医から迅速なフィードバックを行うことを心がけている。

　順天堂大学産婦人科ではキーラン鉗子の習得も行っているが，これは専門研修が終了して，ネーゲリ鉗子の十分な技量が獲得できた周産期の専門医を目指す医師が対象で，STも体験するが，権限付与までの件数は定めていない。

（板倉敦夫）

技術指導・教育法　16章

吸引分娩技術のトレーニング

　カナダでの後方視的研究によると，器械分娩の実施数が減少すると母児の分娩外傷は増加する[1]。また，経験の少ない産科医が介助した分娩のほうが高度会陰裂傷の発生率が高かったという国内の報告もある[16]。そのため，吸引娩出術の技術習得のためのトレーニング，および技術を維持するための経験症例数の維持あるいはシミュレーションは重要である。

　吸引娩出術のトレーニングで最も重要なことは，鉗子娩出術と同様に内診所見を正確にとれるかの確認である。児頭の最大周囲径および先進部の位置，そして回旋について正確に把握し，児頭の下降をイメージしながら，屈曲点に吸着したカップ接着面に対して垂直方向から骨盤誘導線に沿って陣痛発作に合わせた牽引ができるようにトレーニングする。

　児頭下降に合わせた牽引ハンドルの操作は，鉗子の牽引鉤～鉗子柄の動きと同じである。最も違う点は，鉗子の場合は牽引鉤の位置に合わせて児頭も動き，児頭先進部の動きは最大周囲径の動きと同調するが，吸着カップの牽引ハンドルが動いても，児頭の応形機能と産瘤形成が進行することによって，児頭の先進部だけが変化して最大周囲径の位置が下降していないことがある点である。

　すなわち，鉗子の位置の変化は児頭最大周囲径の下降と同調しているのに対して，牽引ハンドルおよび吸着カップの位置の変化は必ずしも児頭最大周囲径の下降を示さない。そのため，牽引する利き手の動きとともに，吸着カップおよび児頭に添える反対側の手によって，児頭自体が下降しているかを感じられることが重要である。

　吸引娩出術の指導では，まず吸着カップの装着位置，そして腟壁や子宮頸管部を挟み込んでいないかを確認して，児頭の先進部の位置の変化をみながら陣痛発作時に牽引方向を指導することがメインとなる。ここにおいて，産瘤形成が大きい場合や回旋異常がある場合などは，肉眼的評価だけでは先進部の位置を見誤ってしまう可能性があるため，1～2回の牽引で娩出に至らない場合は，必ず内診あるいは超音波検査による評価を行い，吸引娩出術の継続の可否や術者交替の要否を検討する。

（鈴木俊治）

参考文献

1）Muraca GM, Ralph LE, Christensen P, et al: Maternal and neonatal trauma during forceps and vacuum delivery must not be overlooked. BMJ 2023 Oct 19; 383:e073991. DOI: 10.1136/bmj-2022-073991.PMID: 37857419.

2）Papadakis K: Forceps deliveries in Scotland: current practice, training opportunities and national trends. Hypertension Research in Pregnancy 2018; 6（2）: 46-52. DOI：10.14390/jsshp.HRP2018-015.

3）杉山　隆，板倉敦夫：周産期委員会報告　日産婦誌2013; 75: 637-661.

4）Sano Y, Hirai C, Makino S, et al: Incidence and risk factors of severe lacerations during forceps delivery in a single teaching hospital where simulation training is held annually. J Obstet Gynaecol Res 2018 Apr; 44（4）: 708-716. DOI：10.1111/jog.13558. 2018.

5） Takeda J, Makino S, Itakura A: Technique of forceps delivery using UTokyo Naegele Forceps. 2017.5（1）; 24-25. DOI：https://www.jstage.jst.go.jp/article/jsshp/advpub/0/advpub_HRP2017-004/_article/-char/en#supplimentary-materials-wrap

6）Takeda J, Makino S, Itakura A,et al: Technique of rotational forceps delivery using UTokyo Kielland Forceps. Hypertension research in pregnancy 2017; 5（1）: 26-27. DOI：https://www.jstage.jst.go.jp/article/jsshp/advpub/0/advpub_HRP2017-005/_article/-char/en#supplimentary-materials-wrap

7）Takeda J, Ando H, et al. Fallible pitfalls for novice obstetrician on application of Naegele forceps. Video J Clin Res 2018. DOI：https://www.idoriums.com/edpanel/media/VAM08_Video%20Journal%20of%20Clinical%20Research/2018/pdf/100001VAM08JT.pdf.

8）Royal College of Obstetricians and Gynaecologists: Operative vaginal delivery. Green-top Guideline No.26. London: RCOG; 2011.

9）Black M, Mitchell E, Danielian P, et al: Instrumental vaginal deliveries; are midwives safer practitioners? A retrospective cohort study. Acta Obstet Gynecol Scand 2013; 92: 1383-1387.

10）Takeda S: New Concept of Fetal Station Based on the Trapezoidal Plane（T-Station）. ed. Satoru Takeda, In New Assessment of Fetal Descent and Forceps Delivery. Springer Singapore. 2018. DOI：https://doi.org/10.1007/978-981-10-4735-0.

11）Seki H, Takeda S: Properties and Characteristics of Forceps Delivery. ed. Satoru Takeda, In New Assessment of Fetal Descent and Forceps Delivery. Springer Singapore. 2018. DOI：https://doi.org/10.1007/978-981-10-4735-0.

12）Takeda J, Takeda S: Techniques for the Forceps Procedure. ed. Satoru Takeda, In New Assessment of Fetal Descent and Forceps Delivery. Springer Singapore. 2018. DOI：https://doi.org/10.1007/978-981-10-4735-0.

13）Makino S, Takeda J, Takeda S: UTokyo Kielland Forceps. ed. Satoru Takeda, In New Assessment of Fetal Descent and Forceps Delivery. Springer Singapore. 2018. DOI：https://doi.org/10.1007/978-981-10-4735-0.

14）竹田　省：確実な急速遂娩術の選択. 産婦人科の世界 2006; 58: 965-974.

15）Andrews SE,et a: Does the number of forceps deliveries performed in residency predict use in practice?. Am J Obstet Gynecol 2015 Jul; 213 （1）: 93.e1-93.e4. DOI: 10.1016/j.ajog.2015.03.025. Epub 2015 Mar 17.

16）Nakai A, Yoshida A, Yamaguchi S, et al: Incidence and risk factors for severe perineal laceration after vaginal delivery in Japanese patients. Arch Gynecol Obstet 2006 Jul; 274（4）: 222-226.

索 引

い・え・お

陰部神経‥‥‥‥‥‥‥‥‥‥‥‥169
　——麻酔‥‥‥‥‥ 73, 81, 169, 175
会陰裂傷‥‥‥‥‥‥‥‥‥‥‥ 96
横径‥‥‥‥‥‥‥‥‥‥‥ 100, 103
横定位‥‥‥‥‥‥‥‥‥‥‥‥118

か

回旋‥‥‥‥‥‥‥‥‥‥‥‥‥122
回旋異常‥‥‥ 125, 127, 138, 140, 143
過強陣痛‥‥‥‥‥‥‥‥‥‥‥136
額位‥‥‥‥‥‥‥‥‥‥‥‥ 29
片手牽引‥‥‥‥‥‥‥‥‥‥ 76
滑脱‥‥‥‥‥‥‥‥‥‥‥‥‥176
濶部‥‥‥‥‥‥‥‥‥‥‥‥ 34
合併症‥‥‥‥‥‥‥‥‥ 135, 167
括約筋損傷‥‥‥‥‥‥‥‥‥ 73
カルテ‥‥‥‥‥‥‥‥‥‥‥‥143
顔位‥‥‥‥‥‥‥‥‥‥‥‥ 29
鉗子柄(handle)‥‥‥‥‥‥‥ 24
鉗子遂娩術‥‥‥‥‥‥‥‥‥ 66
鉗子適位‥‥‥‥‥‥‥‥‥‥ 27
鉗子の合致‥‥‥‥‥‥‥‥92, 120
鉗子の擬持‥‥‥‥‥‥ 89, 115, 117
鉗子の挿入‥‥‥‥‥‥‥‥90, 118
鉗子の抜去‥‥‥‥‥‥‥‥96, 123
鉗子の力学‥‥‥‥‥‥‥‥‥ 77
鉗子匙(blade)‥‥‥‥‥‥‥ 20, 24
鉗子分娩‥‥‥‥‥‥‥‥‥‥ 27
　——準備‥‥‥‥‥‥‥‥‥ 80
　——適応と要約‥‥‥‥‥‥ 78

き・く

キーラン(Kielland)鉗子
　‥‥‥‥‥‥ 20, 109, 144, 175, 188
技術指導‥‥‥‥‥‥‥‥‥‥‥182
吸引遂娩(娩出)器‥‥‥‥‥‥‥150
吸引遂娩(娩出)術‥‥‥‥‥66, 150
吸着カップ‥‥‥‥‥‥‥‥‥‥150
峡部‥‥‥‥‥‥‥‥‥‥‥‥ 34
金属製カップ‥‥‥‥‥‥‥‥‥155
屈曲点‥‥‥‥‥‥‥‥‥‥‥‥156
クリステレル胎児圧出法‥‥‥‥170

け・こ

経会陰超音波‥‥‥‥‥‥‥‥‥ 56

頸管裂傷‥‥‥‥‥‥‥‥‥‥ 96
牽引‥‥‥‥‥‥‥‥‥‥‥‥122
肩甲難産‥‥‥‥‥‥ 138, 144, 155
岬角‥‥‥‥‥‥‥‥‥‥‥‥114
高在‥‥‥‥‥‥‥‥‥‥ 34, 36
高在鉗子‥‥‥‥‥‥‥‥‥‥ 68
高在縦定位‥‥‥‥‥‥‥‥‥125
後続児頭鉗子‥‥‥‥‥‥‥99, 106
高中在‥‥‥‥‥‥‥‥‥‥ 34, 36
高中在鉗子‥‥‥‥‥‥‥‥‥ 99
後頭位‥‥‥‥‥‥‥‥‥‥‥ 29
後頭頂骨進入(posterior asynclitism)
　‥‥‥‥‥‥‥‥‥‥‥‥ 32
後方後頭位‥‥‥‥ 88, 100, 102, 125, 163
硬膜外麻酔‥‥‥‥‥‥ 82, 134, 136, 146
硬膜穿刺後硬膜外麻酔(DPE)‥‥‥‥146
肛門括約筋損傷‥‥‥‥‥‥75, 167
骨盤濶部‥‥‥‥‥‥‥‥‥‥ 46
骨盤峡部‥‥‥‥‥‥‥‥‥‥ 46
骨盤軸‥‥‥‥‥‥‥‥‥‥‥124
骨盤出口部‥‥‥‥‥‥‥‥‥ 46
骨盤入口部‥‥‥‥‥‥‥‥‥ 46
骨盤誘導軸(線)‥‥‥‥‥‥‥ 37
骨盤彎曲‥‥‥‥‥‥‥‥‥‥ 20

さ・し・す

最大周囲径‥‥‥‥‥‥‥‥ 27, 28
坐骨棘‥‥‥‥‥‥‥‥‥ 34, 41, 74
シーボルト‥‥‥‥‥‥‥‥‥ 18
子宮底圧迫‥‥‥‥‥‥ 142, 153, 170
子宮破裂‥‥‥‥‥‥‥‥‥96, 153
試験回旋‥‥‥‥‥‥‥‥‥‥120
試験牽引‥‥‥‥‥‥‥‥‥‥120
矢状縫合の向き‥‥‥‥‥‥‥ 88
児頭下降度‥‥‥‥‥‥‥‥‥ 27
児頭装着‥‥‥‥‥‥‥‥‥‥105
児頭の牽引‥‥‥‥‥‥‥‥‥ 94
児頭の高さ‥‥‥‥‥‥‥‥‥ 88
児頭用手回旋‥‥‥‥‥‥‥‥124
児頭彎曲‥‥‥‥‥‥‥‥‥‥ 20
シミュレーション・トレーニング‥‥187
斜径‥‥‥‥‥‥‥‥ 99, 100, 103, 105
小横径‥‥‥‥‥‥‥‥‥‥‥ 28
小斜径‥‥‥‥‥‥‥‥‥‥‥ 28
スメリーの鉗子‥‥‥‥‥‥‥ 12

191

せ・そ

正軸進入 (synclitism) ･･････････････････ 32
脊髄くも膜下硬膜外併用麻酔･･･ 134, 136
接合部 (lock) ･･････････････････････ 20, 24
遷延分娩･････････････････････････ 138, 141
前後径･･････････････････････････････････ 28
前頭位･･････････････････････････････････ 29
前頭頂骨進入 (anterior asynclitism)
･･･････････････････････････････････ 32, 33
前方後頭位･････････････････････････ 29, 86
前方前頭位････････････ 30, 88, 99, 100,
102, 125, 148
総牽引回数･････････････････････････････153
総牽引時間･････････････････････････････153
ソフトカップ･･･････････････････････････161

た・ち

第1回旋の異常･････････････････････････126
第2回旋･･････････････････････････ 56, 60
第2回旋の異常･････････････････････････126
第3回旋の異常･････････････････････････126
大横径･･････････････････････････････････ 28
胎向･･･････････････････････････････････ 35
胎児心拍異常･･････････････････････ 138, 146
大斜径･･････････････････････････････････ 28
胎勢･･･････････････････････････････････ 35
探頷術･････････････････････････････････ 15
恥骨結合後面･･･････････････････････････ 88
腟円蓋裂傷･････････････････････････････ 96
腟壁裂傷･･･････････････････････････････ 96
中在鉗子･･････････････････････････ 68, 82
直腸損傷･･･････････････････････････････ 96

て・と

帝王切開術･････････････････････････････ 66
低在･･･････････････････････････････ 34, 36
低在横定位･････････････････ 33, 125, 164
低在鉗子･･･････････････････････････････ 99
ディスポーザブルカップ･･･････････････161
低中在･･････････････････････････････････ 34
適位･･･････････････････････････････････ 27
出口･･･････････････････････････････････ 36
出口部･･････････････････････････････････ 34
出口部鉗子･････････････････････････････ 99
東大式キーラン鉗子････････････････････ 20
東大式ネーゲリ鉗子････････････････････ 20
トレーニング･･･････････････････････････182

な・ね

内診･･･････････････････････････ 27, 51, 86
軟産道裂傷･･････････････････････････96, 168
ネーゲリ (Naegele) 鉗子 ･･･････ 20, 86

は・ひ

パイパー (Piper) 鉗子 ･･････････････ 20
反屈･･････････････････････････････ 30, 35
反屈位･･････････････････････････････････125
微弱陣痛･･･････････････････････････････138
頻収縮･･････････････････････････････････136

ふ・ほ

不成功例･･････････････････････････････178
不正軸進入 (asynclitism)
･･･････････ 32, 60, 125, 128, 130
分娩第2期･･･････････････････････････････141
膀胱損傷･･･････････････････････････････ 96
帽状腱膜下血腫･････････････ 165, 178, 179

む・め

無痛分娩･･････････････････ 134, 141, 148
迷走神経反射･･･････････････････････････160
目の損傷･･･････････････････････････････127

よ・わ

用指回旋･･･････････････････････････････131
用手回旋･･････････････････ 103, 128, 144
和製産科鉗子･･･････････････････････････ 14

数字・アルファベット

Ⅲ，Ⅳ度裂傷･･･････････････････････････137
CSEA ･････････････････････････････････146
DPE ･････････････････････････････････146
failed forceps ････････････････････173
flexion point ････････････････････148
Hodge の平行平面 ･･･････････････ 37
Kiwi 娩出吸引カップ ････････････161
Kobak 針 ･･･････････････････････ 73
low forceps ･･･････････････････ 50, 68
mid forceps ･････････････････ 50, 68
outlet forceps････････････････ 50, 68
privilege ･････････････････････････188
sliding lock ･････････････････････109
station (DeLee) ････････････････ 37
t-station ･･････････････････････ 39

改訂第2版
児頭下降度の評価と吸引・鉗子遂娩術

2015 年 4 月 1 日　第1版第1刷発行
2025 年 4 月 1 日　第2版第1刷発行

■編　集　竹田　省　たけだ　さとる

■発行者　吉田富生

■発行所　株式会社メジカルビュー社
　　　　　〒162-0845 東京都新宿区市谷本村町2-30
　　　　　電話　03(5228)2050(代表)
　　　　　ホームページ https://www.medicalview.co.jp/

　　　　　営業部　FAX 03(5228)2059
　　　　　　　　　E-mail　eigyo@medicalview.co.jp

　　　　　編集部　FAX 03(5228)2062
　　　　　　　　　E-mail　ed@medicalview.co.jp

■印刷所　シナノ印刷株式会社

ISBN978-4-7583-2354-3 C3047

© MEDICAL VIEW, 2025.　Printed in Japan

・ 本書に掲載された著作物の複写・複製・転載・翻訳・データベースへの取り込みおよび送信
（送信可能化権を含む）・上映・譲渡に関する許諾権は，（株）メジカルビュー社が保有してい
ます．
・ JCOPY 〈(社)出版者著作権管理機構 委託出版物〉
本書の無断複写は著作権法上での例外を除き禁じられています．複写される場合は，そ
のつど事前に，(社)出版者著作権管理機構（電話 03-5244-5088，FAX 03-5244-5089，
e-mail：info@jcopy.or.jp）の許諾を得てください．

・ 本書をコピー，スキャン，デジタルデータ化するなどの複製を無許諾で行う行為は，著作
権法上での限られた例外（「私的使用のための複製」など）を除き禁じられています．大学，
病院，企業などにおいて，研究活動，診察を含み業務上使用する目的で上記の行為を行う
ことは私的使用には該当せず違法です．また私的使用のためであっても，代行業者等の第
三者に依頼して上記の行為を行うことは違法となります．

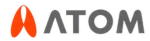

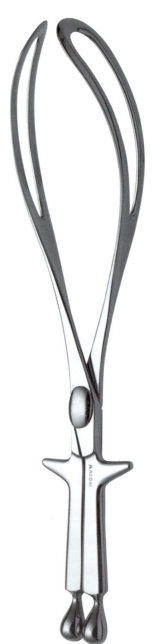

東大式ネーゲリ鉗子

弊社ホームページ
取扱い鉗子情報は、こちら▷

販売名：東大式ネーゲリ鉗子 35cm　届出番号：11B1X00002Z39024　製造販売元：アトムメディカル株式会社

アトムメディカル株式会社　本社：〒113-0033 東京都文京区本郷3-18-15
https://www.atomed.co.jp

お問い合わせ総合窓口【カスタマーサポート】
0800-111-6050
03-6388-9887
受付時間 平日9:00〜17:00

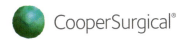

MityOne®

Mity 分娩用吸引カップ

児頭への負荷を最小限におさえ様々な手の大きさに対応しています。

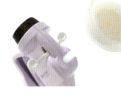

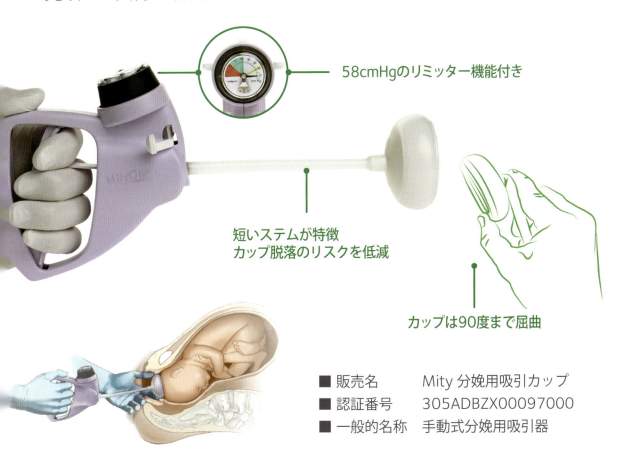

- 58cmHgのリミッター機能付き
- 短いステムが特徴 カップ脱落のリスクを低減
- カップは90度まで屈曲

■ 販売名　　Mity 分娩用吸引カップ
■ 認証番号　305ADBZX00097000
■ 一般的名称　手動式分娩用吸引器

東日本販売元	西日本販売元
株式会社 東機貿 〒140-0002 東京都品川区東品川2-3-14 　　　　　東京フロントテラス 3階 TEL 03-5762-7312 FAX 03-5762-7313 URL https://www.tokibo.co.jp/	原田三誠メディカルサプライ株式会社 〒564-0032 大阪府吹田市内本町3丁目26-29 TEL 06-6318-2318 FAX 06-6318-2317 URL http://www.hsms.co.jp

製造販売元：クーパーサージカル・ジャパン株式会社
〒231-0021 神奈川県横浜市中区日本大通11 横浜情報文化センター4F
https://coopersurgical-medicaldevice.jp/

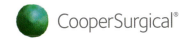

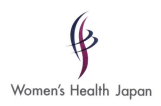

Women's Health Japan

For Women's Health and Wellness

わたしたちが健康で、自分らしく輝く人生を送るために

「ウィメンズヘルス・ジャパン」は、女性医療に役立つ新たな医療技術や
価値あるヘルスケア製品をこれからも提案してまいります

― 取扱製品 ―

- Women's MVA システム *1
- ディスポーザブル・ニードルエクステンダ *2
- シリンジアシスタ®
- 子宮シミュレータシステム
- 無飛松・むひまつ®

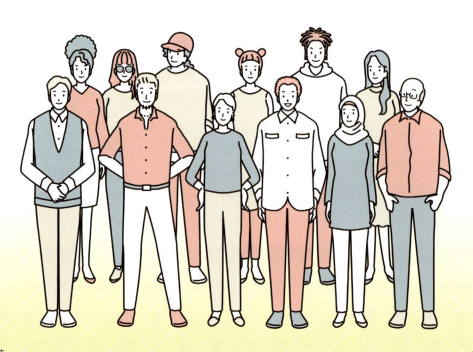

資料請求先
ウィメンズヘルス・ジャパン株式会社　www.womenshealthjapan.com
【製品に関するお問合せ】　TEL：03-6240-9611　E-mail：whj-info@womenshealthjapan.com

*1 ［販売名］Women's MVA システム　［一般的名称］吸引用子宮カテーテル／単回使用医療用拡張器　［医療機器認証番号］227ADBZX00175000　［クラス分類］管理医療機器
*2 ［販売名］ディスポーザブル・ニードルエクステンダ　［一般的名称］注射筒・針用アダプタ　［医療機器届出番号］13B1X10373000001　［クラス分類］一般医療機器